皮肤病中医特色适宜技术操作规范丛书

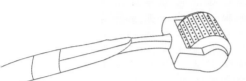

皮肤病
滚轮微针疗法

U0206418

主　审 ｜ 段．

总主编 ｜ 杨志波　李领娥
　　　　刘　巧　刘红霞

主　编 ｜ 刁庆春

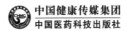

中国健康传媒集团
中国医药科技出版社

内 容 提 要

本书分为基础篇、技法篇、临床篇三个部分。基础篇主要介绍了皮肤病滚轮微针疗法的历史沿革、理论基础及作用原理等；技法篇介绍了滚针疗法的针具选择、操作方法、常用部位、注意事项和意外处理等；临床篇重点介绍了 15 种皮肤病的滚轮微针治疗方法。适合临床中医、中西医结合皮肤科医生及基层医务工作者参考使用。

图书在版编目（CIP）数据

皮肤病滚轮微针疗法 / 刁庆春主编 . — 北京：中国医药科技出版社，2018.10

（皮肤病中医特色适宜技术操作规范丛书）

ISBN 978-7-5214-0482-1

Ⅰ.①皮… Ⅱ.①刁… Ⅲ.①皮肤病－皮肤针疗法－技术操作规程 Ⅳ.① R245.31–65

中国版本图书馆 CIP 数据核字（2018）第 223319 号

美术编辑 陈君杞

版式设计 锋尚设计

出版 **中国健康传媒集团** | 中国医药科技出版社

地址 北京市海淀区文慧园北路甲 22 号

邮编 100082

电话 发行：010–62227427 邮购：010–62236938

网址 www.cmstp.com

规格 880×1230mm $^{1}/_{32}$

印张 $3^{1}/_{8}$

字数 66 千字

版次 2018 年 10 月第 1 版

印次 2024 年 4 月第 3 次印刷

印刷 北京盛通印刷股份有限公司

经销 全国各地新华书店

书号 ISBN 978-7-5214-0482-1

定价 20.00 元

获取新书信息、投稿、为图书纠错，请扫码联系我们。

本书编委会

主　　编　刁庆春

副主编　郑　荃

编　　委　（按姓氏笔画排序）

　　　　　刘素桃　胡祥宇　黄　筠

秘　　书　刘素桃

　　中医药是一个伟大的宝库，中医特色疗法是其瑰宝之一，几千年来，为广大劳动人民的身体健康做出了巨大的贡献。皮肤病常见、多发，然而许多发病原因不清，机制不明；对于皮肤病的治疗，西医诸多方法，疗效不显，不良反应不少，费用不菲。中医特色疗法具有简、便、廉、效等特点，受到了皮肤科医生和广大患者的欢迎。为了进一步开展中医特色疗法在皮肤病方面的运用，中华中医药学会皮肤科分会在总会领导的关心和帮助下，在中国医药科技出版社的大力支持下，精心组织全国中医皮肤科知名专家、教授编写了本套《皮肤病中医特色适宜技术操作规范丛书》，其目的就是规范皮肤病中医特色疗法，提高临床疗效，推动中医皮肤病诊疗技术的发展，造福于皮肤病患者。

　　本套丛书按皮肤科临床上常用的17种特色疗法分

为17个分册，每分册包括基础篇、技法篇、临床篇，文字编写力求简明、扼要、实用，配以图片，图文并茂，通俗易懂。各分册附有视频，以二维码形式承载，阐述其技术要领、操作步骤、适应证、禁忌证及注意事项，扫码观看，一目了然，更易于掌握。本丛书适合临床中医、中西医结合皮肤科医生及基层医务工作者参考使用。

本套丛书的编写难免有疏漏不足之处，欢迎各位同道提出宝贵意见，以便再版完善。

杨志波

2018年8月2日于长沙

滚轮微针疗法又称滚针疗法，源于皮肤针疗法，是由四川省已故著名针灸学家余仲权教授在皮肤针的基础上创新改进的一种针具。追溯根源，至今有两千多年的历史，但普查医书，对滚针疗法的记载甚少，近现代，随着西医学中胚层疗法的兴起，滚针疗法再次进入大家的视野，我国以郑荃为代表的一批医美工作者对滚轮微针疗法的发展做出了杰出贡献，并将以滚轮微针为代表的一系列疗法称为微针疗法，成为普遍受医者欢迎的治疗手段。

滚针疗法的中医理论基础主要是皮部理论、"皮部-络脉-经脉-腑-脏"调节系统，西医理论基础主要强调中胚层疗法中药剂带来的作用效应及滚针局部刺激引起的皮肤"微损伤-修复"效应。滚轮微针疗法操作简便、疗效确切、适应病症广泛，并能与多种治疗方法联合应用，可作为广大临床工作者的常用方法。本书从皮肤美容的角度，重点阐述损美性皮肤病的表现及滚轮微针的治疗，以期提供一种简便有效的治疗方法。

本书分为基础篇、技法篇和临床篇三个部分。基础篇主要阐述滚轮微针的历史源流、作用原理等基础理论；技法篇里详细介绍了滚针治疗术前、术中、术后的操作方法，术中药剂的选择及注意事项，为滚轮微针的规范操作提供参考；临床篇选取滚轮微针常见的15种皮肤疾病或皮肤问题，每个疾病分别从六个方面阐述，即定义、病因病机、诊断要点、滚针治疗、按语及注意事项。其中滚针治疗里面，操作方法一致者不详加赘述，重点介绍每个疾病的特有操作细节（如皮肤终点反应）及技巧（如严重凹陷性瘢痕治疗时可先挑刺剥离）。按语中涵盖滚轮微针针对该病种的作用原理、药剂选择及临床上的应用情况。

滚轮微针疗法无须昂贵的设备及稀缺药物，简便易行，可作为皮肤美容治疗的常规手段。即便如此，该治疗仍属于严肃的医疗行为，须在正规医疗机构，由专业人员操作，杜绝违规违法滥用。本书理论内容参照郑荃主编的《美容微针临床手册》，再根据编者自身临床经验，概括了滚针疗法优势病种的治疗方法，旨在对读者提供实用性的帮助，同时对滚针的规范治疗提供借鉴与参考，不足之处，请同道们指正包涵。

编者

2018年6月

目录

1 基础篇

> **第一章　历史沿革** / 002

　一、起始于秦汉 / 003
　二、发展于近现代 / 003

> **第二章　理论基础** / 005

第一节　中医理论基础 / 005

第二节　西医理论基础 / 006

　一、皮肤结构理论 / 006
　二、透皮学说 / 009

第三节　作用原理 / 014

　一、"皮部–络脉–经脉–腑–脏"调节系统 / 014
　二、机械透皮吸收机制 / 015
　三、局灶点阵损伤效应 / 016
　四、胶原新生重塑效应 / 016
　五、皮表无疤修复机制 / 016

六、深层正向修复机制／017

七、皮肤功能活化效应／017

八、有效活性产品作用／017

第四节　基本功用／018

一、养护肌肤，强健肤质，延缓衰老／018

二、修复肌肤，年轻肤质，改善衰老／018

三、针对问题，治病除瑕，强化美容／019

> 第三章　微针疗法与现代医学美容的关系／020

一、微针疗法在"三元"抗衰老中的应用体现／020

二、"水""火"交融中西合璧在色素性疾病中的
应用评价／021

> 第四章　操作常规／024

第一节　针具选择／024

第二节　滚针操作前准备／026

一、术前沟通／026

二、环境要求／026

三、检查操作物品／026

四、准备治疗车上术前用品／027

2
技法篇

五、术前拍照 / 027

六、卸妆及洁面 / 027

七、敷麻药 / 028

八、调配药液 / 028

九、准备微针器具 / 028

十、卸麻药 / 029

十一、消毒 / 029

第三节　滚针操作中 / 029

一、操作原则 / 029

二、操作方法 / 030

三、皮肤终点反应 / 031

第四节　滚针操作后 / 032

一、敷面膜 / 032

二、术后拍照 / 032

三、术后医嘱 / 032

第五章　常用作用部位 / 033

一、面部 / 033

二、颈部 / 033

三、腹部 / 034

四、四肢 / 034

> **第六章　滚针常用药剂产品** / 035

一、维生素类 / 035

二、蛋白质和肽类 / 036

三、黏多糖类 / 037

四、其他药剂产品 / 038

> **第七章　注意事项及意外事故防治** / 039

第一节　注意事项和禁忌 / 039

一、注意事项 / 039

二、一般禁忌证 / 040

三、皮肤禁忌证 / 040

第二节　可能出现的不良反应及应对措施 / 041

一、红斑 / 041

二、感染 / 041

三、色素沉着 / 042

四、瘢痕 / 042

五、皮肤敏感 / 042

第一节　黄褐斑 / 044

第二节　黑变病 / 047

第三节　炎症后色素沉着 / 050

第四节　凹陷性瘢痕／052

第五节　痤疮／055

第六节　毛孔粗大／058

第七节　激素依赖性皮炎／061

第八节　玫瑰痤疮／064

第九节　脂溢性皮炎／066

第十节　颈部横纹／069

第十一节　膨胀纹／072

第十二节　白癜风／075

第十三节　男性雄激素源性脱发／078

第十四节　面部静态皱纹／080

第十五节　肤色暗黄／083

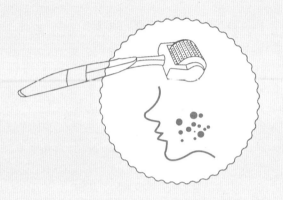

1

第一章　历史沿革

第二章　理论基础

第三章　微针疗法与现代医学
　　　　美容的关系

基础篇

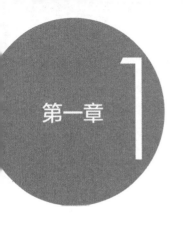

历史沿革

滚轮微针又称滚针，是皮肤微针的一种，是四川省已故著名针灸学家余仲权教授在皮肤针的基础上创新改进的一种多针浅刺式针具。它具有操作时用力均匀、易控制、方便易行、疼痛刺激少的特点，并且较皮肤针的刺激面积更大更广。结构上它主要由针柄和针筒组成，针筒上固定有等距的短针。

追溯根源，这种以微针刺激方式的医学疗法大概可分为两大体系。

第一体系应该归结于中医针灸学体系下的针灸针刺疗法。它充分体现的是利用微细的针灸针对皮肤软组织或穴位给予合适的刺激，以期获得疗效或效果。这一体系强调的是针刺作用和因此带来的效应。

第二体系可归结于西医学体系下的中胚层疗法或美塑疗法。据载1952年由法国医生麦克·皮斯特首先提出，它的原理体现以微细注射方式直接给深层组织定层定量补充营养成分或药物成分。这一体系利用微细注射器注射某些药剂，强调的更多是药剂带来的作用和效应。初期此类方法用来治疗一般性的疾病。国内学者王向义的研究认为中胚层疗法的形态基础主要是真皮和皮下组织及其内的细胞、神经、血管、淋巴管。

一、起始于秦汉

《黄帝内经》中即有滚针的雏形。《灵枢·官针》："半刺者，浅内而疾发针，无针伤肉，如拔毛状，以取皮气，此肺之应也。"是指浅刺于皮的一种外治方法，与滚轮微针的作用深度一致。古人讲究刺皮而不伤肉，如《灵枢·官针》云："毛刺者，刺浮痹于皮肤也。"可见滚轮微针是由"毛刺""半刺"等针法发展而来的皮肤针疗法之一。

> **皮肤针定义：**
>
> "由多支不锈钢短针集成一束，或均匀镶嵌在如莲蓬形的针盘上，固定在针柄的一端而成的针具。"临床上根据针具、样式的不同，又将皮肤针分为梅花针、七星针、罗汉针、滚筒式皮肤针等。滚轮微针就是根据皮肤针而改良成的一种多针浅刺式针具。梅花针疗法虽然有两千多年的历史，但却未被后代医家所重视，普查医著，对梅花针疗法记载甚少，濒近失传。

二、发展于近现代

近代，已故的针灸学家余仲权教授根据"皮部理论"，依据十余年中医教学心得和针灸临床经验，再结合"经脉所过，主治所及"和"宁失其穴，勿失其经"的针灸治疗原则，发明了滚针治疗。我国著名针灸学专家承淡安先生曾说："以微针通其经脉，调其血气。"并认为针刺的目的在身体的肌肤上，予以适量的刺激，将会为兴奋，或为抑制，或为反射，或为诱导，使之生理功能得以调整。

与此同时，以西医学为基础发展起来的中胚层疗法或美塑疗法代表了注射微针疗法。中胚层疗法是法国麦克·皮斯特于1956年创建的一项治疗技术，主要将药物注射到人体局部的皮下以达到治疗效果。早期此技术主要用于治疗血管瘤、淋巴水肿、肌肉疼痛等。1998年意大利皮肤科医师发现，将大豆卵磷脂注射于皮下具有溶脂、消脂的效果，有利推动了中胚层疗法在美容医学领域的发展。2008年中胚层疗法的概念由高景恒教授率先在中国引进，并发展学术论著。相继解剖学专家王向义等开展中胚层的解剖研究。2007～2010年，中胚层疗法产品市场活跃，大量韩国化妆产品流入中国，并以"美塑疗法"冠名开展市场活动。2009年，微针疗法及其技术和专业形式正式确立，以郑荃为代表的一批医学美容工作者开始重新思考和定位，也正式命名为微针疗法。

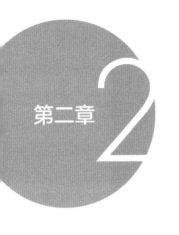

第二章

理论基础

第一节　中医理论基础

　　滚针疗法源于皮肤针疗法，是由古代《内经》中"半刺""毛刺"等针法发展而来。《灵枢·官针》记载"毛刺者，刺浮痹于皮肤也。""半刺者，浅内而疾发针，无针伤肉，如拔毛状，以取皮气。"这都属于刺皮的范畴，古人讲究刺皮不伤肉，而滚针疗法为多针浅刺，直接作用于皮而不入皮。其刺激作用部位为皮部。皮部是十二经脉之气反映于体表的部位，也是络脉之气散在的部位。《素问》皮部理论有载："欲知皮部，以经脉为纪者，诸经皆然。凡十二经络脉者，皮之部也，是故百病之始生也。""皮者脉之部也。邪客于皮则腠理开，开则邪入客于络脉，络脉满则注于经脉，经脉满则入舍于腑脏也，故皮者有分部，不与而生大病也。"临床中皮部理论广泛用于诊断和治疗，根据"有诸于内，必形诸于外"，在诊断上可以"知外揣内"。

　　百病之始生，必先于皮毛，而从皮部治之，此乃治病之要着。皮部具有局部和整体的调节作用，同时也有保卫肌体，抗御外邪作用。刺激皮部也是"内病外治"或"外病外治"的重要治疗手段。滚针作为一种理想的皮部治疗针具，通过大面积对皮部的刺激。具有激发卫气，调整脏腑虚实，调和气血，疏通经络，平衡阴阳的作用，加之易于操作、安全、刺激面积较大、省时省力的特点，近年来被经常运用于临床各科疾病的治疗中。

第二节　西医理论基础

一、皮肤结构理论

皮肤覆盖于人体表面，与外界环境直接接触，是人体的第一道防线。皮肤是人体最大的器官，成年人的皮肤总面积约为$1.5\sim2.0m^2$，新生儿约为$0.21m^2$，其重量约占体重的16%。皮肤的厚度因人而异，不同部位的厚度也不同。儿童皮肤较成人薄，四肢、躯干的皮肤伸侧比屈侧厚，掌趾部位的皮肤最厚，眼睑、外阴、乳房等部位的皮肤最薄。皮肤可分为三层，由外往里依次为表皮、真皮和皮下组织，表皮和真皮之间由基底膜带相连接。皮肤中包含丰富的皮肤附属器，如毛发、皮脂腺、汗腺等，此外还包含丰富的血管、淋巴管、神经等。

（一）表皮

表皮是皮肤的最外层，属于复层扁平上皮，由角质形成细胞和黑素细胞、朗格汉斯细胞和梅克尔细胞等组成。角质形成细胞在分化过程中产生角蛋白。角质形成细胞之间与其下层结构之间存在特殊的连接结构：桥粒和半桥粒。按分化阶段和特点可将表皮分为五层：由内向外依次为基底层、棘层、颗粒层和角质层，掌趾等表皮较厚部位在角质层下方还有透明层。

（二）真皮

真皮可分为乳头层和网状层，两层之间无明显界限。上层较薄，为乳头层，由一些随机排列的细胶原纤维组成，乳头向上与表皮突犬牙交错；网状层位于乳头层下部，从乳头层的基底部一直延伸至皮下组织，由平行于皮肤表面的粗胶原纤维组成，内含较大的血管、淋巴管、神经及各种皮肤附属器。真皮属于不规则的致密结缔组织，由纤维、细胞成分和基质构成，以纤维成分为主，主要包括胶原纤维、网状纤维、弹力纤维。基质的主要成分为蛋白多糖，填充于纤维、纤维束间隙和细胞间。细胞主要有成纤维细胞、肥大细胞、巨噬细胞、朗格汉斯细胞等。

（三）皮下组织

又称为皮下脂肪层或脂膜，位于真皮下方，与肌膜等组织相连，由疏松结缔组织及脂肪小叶组成，前者由真皮下部延续而来，比较疏松，充满脂肪细胞，其他的结构与真皮相类似，含有血管、淋巴管、神经、汗腺等。

（四）皮肤附属器

皮肤附属器包括毛发、毛囊、皮脂腺、汗腺和指（趾）甲，汗腺根据结构和功能的不同，又可以分为小汗腺和顶泌汗腺。皮肤附属器均由外胚层分化而来，是重要的经皮渗透的通道。

（五）皮肤的血管、淋巴管、神经和肌肉

1 > 皮肤的血管

　　皮肤血管分布于真皮及皮下组织内，可分为五丛，由内而外分别是皮下血管丛、真皮下血管丛、真皮中静脉丛、乳头下血管丛、乳头层血管丛。皮肤的动脉都属于中小型动脉。

2 > 皮肤的淋巴管

　　皮肤中的淋巴管较少，开始于真皮乳头层的中、下部交界处，汇入皮下组织的淋巴管，再经淋巴结到达大淋巴管，然后进入全身的大循环。

3 > 皮肤的神经

　　皮肤组织中神经特别丰富，包括感觉神经纤维和运动神经纤维，皮肤神经是周围神经的分支。

4 > 皮肤的肌肉

　　主要包括竖毛肌肉和横纹肌。竖毛肌在皮肤内最常见，由纤细的平滑肌纤维束构成，一端起至真皮乳头层，一端插入毛囊中部的纤维鞘内。面部的皮肤内有横纹肌，即表情肌，负责形成面部的各种表情。

（六）表皮屏障

　　皮肤覆盖人的整个体表，是人体与外环境的分界，具有屏障和吸收、分泌和排泄、体温调节、感觉、免疫、呼吸、内分泌等重要生理功能，此外皮肤还是重要的免疫器官，参与了人体的各项生理活动，起到维持内环境稳定的重要作用。

正常皮肤的屏障作用主要有两方面，一是保护人体内各器官及组织免受外界机械、物理、化学和生物等有害因素的侵袭；二是防止人体内各种营养物质、水分、电解质等的丢失，在保持机体内环境的稳定上发挥着尤为重要的作用。

皮肤的屏障功能与最外层的角质层密切相关，角质层厚约100μm，由角质层细胞及其间的脂性基质构成了特殊的"砖墙结构"。即亲水性角蛋白为主的角质形成细胞像"砖块"一样镶嵌在由神经酰胺、脂肪酸和脂质等构成的"水泥"样细胞间隙中，使表皮形成了牢固的结构，这样既能阻止人体水分、电解质等物质的丢失，又能避免外界的有害物质进入到人体中。这样的皮肤屏障使透皮给药面临巨大的挑战，在生理情况下，除了少量脂溶性小分子可被动渗透外，水溶性物质和大分子难以透过皮肤屏障。

二、透皮学说

皮肤不仅是人体与外界环境的屏障，同时也是一种重要的给药途径。皮肤具有吸收外界物质的作用，称为经皮吸收，是皮肤科局部外用药物治疗的理论基础。经皮吸收主要包括角质层、毛囊皮脂腺及汗管三种途径，其中角质层是吸收的最主要途径。角质层在皮肤表面形成半通透膜，使一定条件下水分可以自由通过，经过细胞膜进入细胞内。其他一些物质，包括少数重金属则通过皮脂腺、汗腺管侧壁弥散到真皮中。

（一）皮肤对几种主要物质的吸收作用

1. 水分

角质层的含水量为10%~20%，正常情况下完整的皮肤只能吸收很少的水分。水分主要通过角质细胞的胞膜吸收。

2. 电解质

少数的阴离子，如碘、氯，以及一些放射性离子，如钠、钾、钙等，能透入皮肤，其途径可能是通过角质细胞间隙。

3. 脂溶性物质

此类物质的吸收较好，如维生素A、维生素D、维生素K、雌激素、睾酮、黄体酮等，容易通过皮脂腺渗透。而水溶性物质，如维生素B、维生素C、葡萄糖等不易被吸收。

4. 油脂类

此类物质吸收较好，主要经过皮脂腺吸收，亲水性油脂比疏水性油脂更易透入。一般规律：羊毛脂＞凡士林＞植物油＞液体石蜡。

5. 重金属及其盐类

该类物质的吸收程度与其能否形成脂溶性物质有关，如汞、铅、锌、铜等。某些重金属可与皮肤表面脂膜的脂肪酸相结合，转变成脂溶性物质被吸收。

6. 无机酸

如苯酚、水杨酸、间苯二酚等，可被皮肤吸收。其中水杨酸的吸收与其是否为脂溶性相关。非离子化的水杨酸为非脂溶性的，不被吸收，二水杨酸甲酯和水溶酸乙酯为脂溶性，故吸收良好。

7. 有机盐类

这类物质的吸收情况也视其是否为脂溶性而定。

8. 糖皮质激素

各类激素的吸收程度不同，可的松不被吸收，氢化可的松可被吸收，倍他米松吸收更强，氟轻松吸收最好。

（二）影响皮肤吸收的因素

1. 全身及皮肤状况

1. 年龄、性别　大多数研究显示新生儿和婴儿皮肤吸收减少或正常，也有人认为婴儿和老年人的皮肤吸收增强。目前研究发现男女性别之间并无明显差异。

2. 结构和部位　不同部位皮肤的吸收程度不同，可能与角质层的厚度及附属器的密度有关。阴囊的吸收性最好，掌跖部位最差，面部、前额、手背比躯干、前臂及小腿好，四肢的屈侧比伸侧好。

3. 时期　由于皮肤的吸收功能与角质层关系密切，故其吸收随着角质层的生长、脱落及不同时间功能的差异有变异。在同一部位不同时间点连续测量几次，结果会有差异。

4. 角质层的
   水合程度　角质层水合程度越高，皮肤吸收能力越强。角质层中的角蛋白可与水结合，当角质细胞吸水后，结构致密度降低，药物更易渗透。临床上常采用塑料薄膜封包的方式，阻止组织汗液和水分的增发，致使角质层的水合程度上升，促进药物的吸收，提高局部用药的疗效。当角质层的水分含量低于10%时，角质层变脆易裂，肥皂及去污剂容易透入吸收。

5. 温度　一般随着温度的适度升高，药物的渗透也会加强。环境温度的升高使皮肤血管扩张，血流速度加快，已透入组织内的物质弥散加快，皮肤吸收能力提高。当温度从26℃增加至35℃时，表皮水的弥散增加一倍。

6. 病理情况　当皮肤处于某些病理情况时，也会对吸收有影响。当皮肤充血时，血流速度加快，药物能快速进入到深层，故皮肤表面和深层之间的物质浓度差变大，使药物更易透入。皮肤受到物理或化学损伤，皮肤屏障被破坏，外界物质更易渗透进入真皮，快速吸收，渗透量明显增加。当受损面积较大时，吸收量也大，可能会引起疼痛、过敏、中毒等不良反应。当角质层被胶带全部粘去时，水分的外渗增加30倍，外界分子也会加速渗入。角化不全的疾病使皮肤屏障减弱，则吸收功能增强，例如银屑病、湿疹；而角化过度的疾病会使吸收减弱，如神经性皮炎等；有的皮肤病对皮肤的吸收没有影响，如急性荨麻疹等。

2. 被吸收物质的理化性质

① **分子量及分子结构**：透入物质的分子量大小与吸收率并无一定关系，而是与其结构、形状、溶解度有关。例如分子量小的氨气易透入皮肤，分子量大的葡聚糖等也易透入。

② **浓度**：一般透入物质浓度越高，皮肤吸收越多。但少数物质浓度过高时，会引起角蛋白凝固，使表皮的通透性下降，反而影响皮肤的吸收。如苯酚在低浓度使吸收良好，高浓度时会造成皮肤损伤，使吸收变差。

③ **电解质**：能解离的物质比不能解离的物质更易透入皮肤，如水杨酸钠比水杨酸吸收好。

④ **剂型**：粉剂和水剂很难吸收，霜剂可被少量吸收，软膏、硬膏、有机溶剂可促进药物的吸收。临床上根据不同疾病的特征选择不同的剂型。

（三）"微损伤–修复"学说

皮肤损伤是指皮肤受到某些致病因子刺激而产生的病理变化，常见的皮肤损害的体征有鳞屑、痂皮、糜烂、溃疡、皲裂、坏死、坏疽等。引起皮肤损伤的原因有物理和化学性损伤、感染、寄生虫反应、过敏反应、神经功能紊乱、营养缺乏等。

皮肤损伤后的修复是一个复杂的过程，可分为出血期、炎症期、增殖期和重塑期。在这些紧密连接又相互重叠的愈合期内，有很多影响创面修复的因素。

1. 出血期

在损伤初期创面形成后，创面立即出血，血小板释放各种细胞因子及生长因子，激活更多的血小板、淋巴细胞及皮肤其他效应细胞。这些信号分子激活各种效应细胞的炎症反应。

2. 炎症期

中性粒细胞、巨噬细胞、淋巴细胞是此期间活跃的修复细胞，中性粒细胞清理细胞残片及清除入侵的病原体，巨噬细胞可以分泌趋化因子促进炎症反应，激活淋巴细胞，并清除凋亡的坏死细胞。如果炎症期过长可能会导致皮肤损伤修复过程延长。

3. 增殖期

此期的主要特征是角质形成细胞的移行和成纤维细胞增殖。角质形成细胞引起皮肤的再上皮化，重建皮肤屏障。成纤维细胞分泌胶原，同时促进角质形成细胞的移行。成纤维细胞大量增殖后分泌胶原蛋白，形成细胞外基质，有利于表皮的再上皮化，并且与内皮细胞一同参与新生血管的形成。各细胞之间通过分泌各类生长因子相互作用。

4. 重塑期

此期间胶原的生成与降解达到平衡状态，Ⅰ型胶原逐渐被替换为Ⅲ型胶原。损伤部位逐渐形成瘢痕。此期往往可持续1年以上。

皮肤修复期间受各种因素影响，例如营养条件、缺氧、感染、各种慢性疾病及免疫抑制等。氧气对创伤愈合影响重大，创面的氧气含量受多方面因素影响，如创面血管密度、组织与血管的距离、血管氧合水平、肺气血交换等。有研究表明适度的低氧含量可促进创面愈合。创面形成后，由于血管被破坏，耗氧量增加，创面形成低氧环境，可促进创面修复启动，刺激血小板生成细胞因子、内皮细胞生长因子等，这些因子对细胞增殖和移行十分重要。但长期的慢性低氧环境难以维持创面修复的正常代谢水平，会引起创面修复延迟，甚至创面经久不愈。

微针在皮肤上造成的损伤十分轻微，其孔径极小，局灶性点阵的损伤尽可能保留了周围正常的组织，为皮肤修复提供了良好的基础，同时没有光电治疗不可能避免的热损伤，治疗后不出血或仅有少许渗血、点状出血，结痂轻微，炎症反应轻，损伤恢复快，副作用小。这样的"微损伤-修复"过程，能启动修复过程、刺激胶原再生，促进细胞代谢，同时不良反应极低，几乎不会产生瘢痕，色素沉着也不常见，因此是一种安全有效的治疗方法。

第三节　作用原理

一、"皮部-络脉-经脉-腑-脏"调节系统

皮部是人体接触外界环境的第一道屏障，因而对外界环境的刺激比较敏感。《素问》载："凡十二经脉者，皮之部也。""是故百病之始生也，必先于皮毛"，"邪客于皮则腠理开，开则邪入客于络脉，络脉满则注于经脉，经脉满则入舍于腑脏也。"说明了外邪侵犯人体，是先从最外面的皮毛开始的，如治疗不及时，就会由"皮—络—经—腑—脏"，逐渐侵犯。"病之于内，形之于外"，说的就是这个道理。

皮部是十二经脉之气反映于体表的部位，也是络脉之气散在的部位，皮部与经络气血相通。《素问》皮部理论有载："欲知皮部，以经脉为纪者，诸经皆然。凡十二经络脉者，皮之部也，是故百病之始生也。""皮者脉之部也。邪客于皮则腠理开，开则邪入客于络脉，络脉满则注于经脉，经脉满则入舍于腑脏也，故皮者有分部，不与而生大病也。"同样，如果脏腑有病，也可通过经络反应表现于皮部。由此可知，通过"皮部–络脉–经脉–腑–脏"的途径，皮部具有反映证候、传注病邪、治疗疾病的特点。

滚轮微针是一种比较理想的皮部治疗针具

滚轮微针通过大面积的对皮部进行浅刺，具有调整脏腑虚实，调和气血，疏通经络，协调阴阳平衡的作用。另外，滚针对皮肤的浅刺，以得气为度，治疗时刺激的力度以患者能耐受的范围为度，使其刺激量可以控制在比较合适的范围，能有效地避免过度的损伤皮肤肌肉组织，取得既可以治病而又不会影响脉络正气的效果。

二、机械透皮吸收机制

微针的机械穿刺作用在皮肤上形成大量深至表皮、真皮甚至皮下的密集排列的微孔道，使皮肤屏障被破坏，为有效药物或各种活性成分的透皮吸收提供有效的通道，在皮肤常态时很多不能或极少能经皮吸收的药物或活性成分能有效渗透进入皮肤，大大提升了皮肤局部外用药物或活性成分的疗效。

三、局灶点阵损伤效应

微针不会大片剥脱表皮，而是在治疗局部皮肤上制造点阵式的损伤，在皮肤上留下大量密集排列的微孔道，而周围保留的正常组织为皮肤的快速修复提供基础，这样在开放药物渗透的孔道和启动创伤再生的同时，又能避免过重的炎症反应，一般不易引起色素沉着、色素减退甚至瘢痕等不良反应。

四、胶原新生重塑效应

由于局灶点阵损伤深及真皮甚至皮下，真皮中的胶原组织受损，启动了组织的创伤修复过程。成纤维细胞是创伤修复中非常重要的细胞，也是合成分泌胶原、纤维连接蛋白和细胞外基质的主要细胞。成纤维细胞被创伤激活后合成和分泌大量的新生胶原。在多种生长因子的相互共同作用下，受损的胶原纤维结构与形态得以重建重排，使皮肤恢复质地，再现光滑细腻的皮肤。

五、皮表无疤修复机制

由于微针的损伤孔径极小（微米级），且以局灶点阵损伤的方式呈现，周围保留了足够的未受损皮肤，可以迅速地再上皮化，为皮肤的再生修复提供了良好的基础。微针产生的微孔道一般能在数小时内修复，炎症反应很轻，不会引起胶原纤维的过度沉积，因此通常不会形成瘢痕。

六、深层正向修复机制

微针产生的局灶、点阵式的损伤保留微孔道周围的正常组织，使表皮的损伤得以在短时间内很快修复，微孔道通常在数小时内即可闭合，而其下方的真皮组织则进入"封闭式"的损伤修复状态，进行深层正向修复。

七、皮肤功能活化效应

微针的损伤对皮肤产生的机械刺激作用，以及外用的活性成分的大量渗透导入，启动了皮肤的应激机制，包括皮肤的修复与再生、激活免疫系统、影响色素代谢等过程，使皮肤功能活化，显著增强皮肤活力，故有使皮肤恢复年轻化的作用。

八、有效活性产品作用

局部外用的活性药物成分通过微针制造的大量孔道，有效地渗透入皮肤深层并发挥其功效。微针治疗常搭配的外用药物有左旋维C、氨甲环酸、透明质酸、多肽及各类修复因子。其中左旋维C、氨甲环酸可改善黄褐斑、炎症后色素沉着，提亮肤色，透明质酸可补水保湿，多肽及各类修复因子可刺激胶原再生，起到改善凹陷性瘢痕、毛孔粗大和皱纹的作用。治疗中需针对不同的疾病和患者需求，选择合适的活性药物成分。

第四节　基本功用

一、养护肌肤，强健肤质，延缓衰老

基于正常或健康肌肤，如能合理、经常接受微针疗法的刺激，肌肤必将得到具有医学级的、肯定可靠的及舒适安全的有效养护和肤质强健。不断得到养护与强健的肌肤如同机体其他人体器官经常得到锻炼和养护一样，自然更能保持功能活力，延缓衰老。

皮肤组织不能像人体器官或肌肉等一样可以主动锻炼，皮肤组织职能通过被动刺激来强健。这种强健方式有激光、强脉冲光、射频类热刺激方式，有一定的作用与效果。

微针疗法作为一种非热性冷性刺激，开启一种新的安全有效的皮肤锻炼刺激方式。冷刺激皮肤锻炼方式更有机会反复地、经常地施用于皮肤。

二、修复肌肤，年轻肤质，改善衰老

基于老化或瑕疵肌肤，如能合理、有效接受微针疗法之治疗，肌肤老化或瑕疵必将得到具有肯定可靠以及舒适安全的有效改善，并一定程度回复肌肤年轻态。这种肌肤衰老的改善主要基于皮肤胶原蛋白的逐渐新生重塑和增加，这是肌肤适时地、重复地不断得到微针刺激，包括恰当的有效营养剂或药剂的补充，都是保证肌肤衰老改善的源泉。肤色不均、肤色暗沉、肤色萎黄、色素沉积、黑眼圈、黄褐斑、皮肤干燥、粗糙、细纹、皱纹、松弛、变薄、毛孔粗大等常见肌肤衰老征象都是微针疗法的针对选择。

三、针对问题，治病除瑕，强化美容

部分皮肤病、肌肤老化或肌肤美容亚健康问题（肌肤美容瑕疵），如能合理、有效、针对性接受微针疗法之治疗，将得到疗效肯定、舒适安全的改善，突显微针治疗的医学治疗与美容改善兼顾的特点。滚针治疗适应范围极广，大多数皮肤美容问题或肌肤亚健康问题，如痤疮、凹陷性瘢痕、黄褐斑、黑变病、颈纹、妊娠纹等均可通过微针治疗达到很大程度的改善。但不同皮肤问题需采用不同量级的对待，如激素依赖性皮炎、黄褐斑、炎症后色沉等需要"轻量级"治疗；毛孔粗大、痤疮、玫瑰痤疮等需要"中量级"治疗；妊娠纹、凹陷性瘢痕、深皱纹等需要"重量级"治疗。

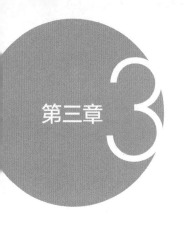

第三章

微针疗法与现代医学美容的关系

一、微针疗法在"三元"抗衰老中的应用体现

> 人体尤其是面部皮肤衰老主要表现在三个方面，我们把这三方面衰老表现称为"三元"衰老。

1 > 一是肤色衰老，即皮肤颜色改变引起的衰老状态，具体表现为肤色暗沉、肤色不均、光化性色素斑、老年性白斑、黑眼圈等。

2 > 二是肤质衰老，即皮肤质地变化引起的皮肤老化状态，具体表现为毛孔粗大、皮肤粗糙、弹性降低、皮肤变薄、皮肤凹陷性或增生性瘢痕等。

3 > 三是肤形衰老，即皮肤形态变化造成面部轮廓改变后引起的衰老，具体表现为皮肤松弛、皱纹、组织凹陷（颞部、颊部、鼻唇沟等）、组织移位（唇下垂、睑下垂、眼袋、下颌线不清晰等）、组织臃肿（双下巴、下面部脂肪堆积等）。

滚轮微针属中医"微针",是一种理想的皮部治疗针具，通过大面积对皮部的刺激. 具有激发卫气，调整脏腑虚实，调和气血，疏通经络，平衡阴阳的作用。机体气血阴阳调和则机体充健足以抗御外邪，肌肤得以滋养而容润健康。

滚轮微针疗法基于"微损伤-修复"机制，对机体各系统均有正向刺激作用，同时伴随活性成分药物的导入，达到滚轮微针疗法的机械刺激效应和活性药物功效的双重作用，最终在肤色、肤质和肤形方面均有较好的改善和治疗作用。

现在有很多医疗美容方法，光电技术、注射填充、线性提升等能有效治疗或减轻皮肤衰老表现，它们各有自己的适应证和作用。临床上滚轮微针疗法常与上述医疗美容方法配合使用，亦可根据情况单独选用。

二、"水""火"交融中西合璧在色素性疾病中的应用评价

临床上常见的色素性疾病，基本采用激光类治疗，但在治疗方式和疗程上各有差异。第一类雀斑、太田痣、褐青色痣、雀斑样痣、纹身、咖啡斑等，必须借助调Q激光的爆破作用才能将色素颗粒击碎，代谢体外，此类色素性疾病内服外用药物、滚轮微针疗法等治疗几乎是无效的；但是，激光术后有相当一部分人群存在色素沉着的风险，术后1～3个月配合滚轮微针治疗能有效减少其发生或加速色素代谢。还有一类色素性疾病，如黄褐斑、色素沉着等，激光类治疗需要谨慎，治疗上以药物治疗配以滚轮微针、射频、果酸等，安全有效，避免了激光的热损伤加重色素沉着。我们可以把伴有爆破作用及有热效应的激光称为"火"，将同步施予药剂及无热效应的微针疗法称为"水"。临床上为了达到治疗效果，减少不良反应，常两者相结合，"火"爆破，"水"灭火，"水""火"交融、中西合璧治疗色素性疾病安全有效。

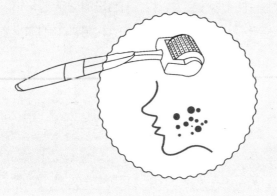

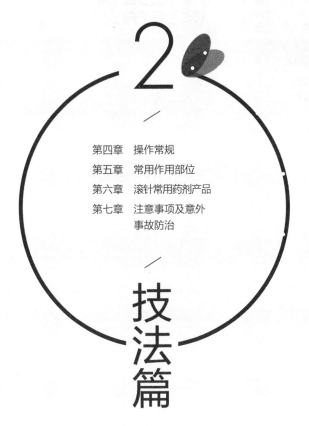

2

第四章　操作常规

第五章　常用作用部位

第六章　滚针常用药剂产品

第七章　注意事项及意外
　　　　事故防治

技法篇

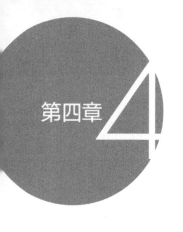

第四章 4 操作常规

第一节　针具选择

　　滚轮微针（图2-1-1），是一种带轴的微针阵列装置，每根针直径为0.07～0.2mm，针越长，针的直径越大，紧密有序地排列在轴上，滚过皮肤后，在皮肤上留下针孔，针孔的深度和数量决定了每次治疗的强度和效果。临床上需要根据疾病种类、皮肤状态、治疗目的、疗程需求、个体差异采取不同强度的治疗。

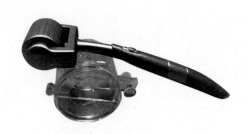

图2-1-1　滚轮微针

临床上对针具的选择主要注意以下几个方面

1 > 针具质量

滚轮微针的操作是具有微小创伤的，是非常严肃的医疗行为，必须在具有一定资质的医疗机构进行。针具的选择也必须是经正规渠道购买、正规厂家生产达到医学级灭菌要求的器械，外观上表现为针尖圆活，排列整齐，不可有偏斜、钩曲、锈蚀和缺损，以免治疗过程中发生倒刺损伤皮肤或引起皮肤感染。

2 > 针具规格

目前常用的针长有0.3mm、0.5mm、0.75mm、1.0mm、1.5mm、2.0mm。针的治疗长度决定了微针到达皮肤的深度。皮肤的厚度通常为0.5~4.0mm，表皮位于皮肤的最外层，厚度为0.05~1.5mm，平均厚度约为0.2mm，真皮位于表皮下方，厚度为0.4~2.4mm。一般情况，当针长为0.3mm时，治疗深度仅达到皮肤的表皮层，临床反应通常为皮肤微红。当针长0.5m时，治疗深度为表皮层或真皮浅层。当针长为0.75mm、1mm时，穿透深度大约为0.5~0.75mm，治疗深度可达皮肤的真皮浅层。当针长为1.5~2.0mm时，治疗深度可达真皮乳头层甚至网状层。不同的病症需要不同的针刺层次，某些病症需要更好地刺激胶原再生，故应选择更深的针刺层次，例如皱纹、痤疮后凹陷性瘢痕等。

但应注意，操作者的力度强弱同样影响针刺的深度。作用力度越大，针刺深度就越深。

3 > 针孔密集度

通常使用的滚轮微针的针距是固定的。为了增加针孔的密集度，可增加滚轮在皮肤上作用的遍数。遍数越多，针孔的密集度越高，治疗效果越好，但对表皮的破坏程度也越大，发生不良反应的风险也就越大。当针孔的密集度足够高时，作用类似于机械的皮肤磨削术。

第二节 滚针操作前准备

一、术前沟通

术前良好的沟通是治疗前的重要环节。应充分了解患者的治疗目标和美容诉求，完整采集患者的病史，包括用药史、过敏史、禁忌证及美容治疗史，告知患者治疗的效果、治疗步骤、可能出现的并发症、恢复时间、疗程及费用等，讨论治疗的具体方案和替代性治疗，确保患者所有的疑问得到解答，使患者建立合理的期望值，以获得较高的满意度，并签署知情同意书。

二、环境要求

滚针治疗操作需在安静、光线充足的治疗室进行，治疗前应采用紫外线灯照射消毒治疗室30分钟。患者进入治疗室需穿戴鞋套、帽子。

三、检查操作物品

治疗车、麻药、保鲜膜、压舌板、滚针产品、修复产品、0.1%新洁尔灭、0.9%氯化钠、一次性弯盘、消毒毛巾、无菌纱布、棉签、2.5ml注射器。

四、准备治疗车上术前用品

手套、新洁尔灭棉球、滚针、药剂、注射器（图2-2-1）。

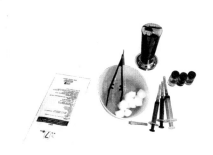

图2-2-1　治疗车上术前用品

五、术前拍照

拍照是美容治疗的重要部分，用以证明治疗前基础情况和治疗后的效果。应由专人在拍照时进行标准化拍照，每次拍摄时均保持固定的充足光线和角度，分别从患者的正前方、45°和90°侧位进行拍照，可分别拍摄全面部和治疗区域的局部照片。术后行同样拍照。

六、卸妆及洁面

若治疗部位为面颈部，且有化妆，应使用卸妆产品彻底卸除干净，然后再进行洁面。未化妆的患者可直接使用温和的洁面产品进行清洁。

七、敷麻药

于治疗部位均匀涂抹足够厚度的外用麻醉药，并用保鲜膜封包以增强麻醉效果，通常保持40~60分钟。（图2-2-2）若麻药吸收后变薄，可进行适当补涂以保障麻醉效果。注意有部分患者可能出现对外用麻醉药过敏的症状，患者会自觉皮损处瘙痒剧烈或出现灼热、刺痛等表现，如有发生，应及时卸除麻药，并进行对症处理。

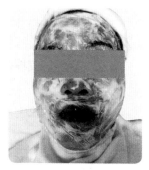

图2-2-2 外敷麻药

八、调配药液

可使用专用微针套组或自配药液。如使用套组则按微针套组产品进行配置，一般将溶酶溶于冻干粉，轻轻摇匀，用2.5ml注射器抽吸放置，再用另一个2.5ml注射器抽吸精华液。有时会根据皮肤情况不用微针套组自行调配药物，如谷胱甘肽粉剂配生理盐水治疗黄褐斑。或者微针套组和功效性药液综合使用，如面部采用美白亮肤套组，T区单独配以肉毒毒素改善肤色暗沉、出油状态。

九、准备微针器具

选取合适的滚轮微针将其浸泡在0.1%新洁尔灭中约20分钟进行消毒，待使用时取出。注意一人一针，不可重复交叉使用，以避免微针变钝磨损，给皮肤造成不必要的损伤，以及避免患者之间的交叉感染，传播疾病。

十、卸麻药

外敷麻药时间足够后，除去保鲜膜，将麻药刮去，再用0.9%氯化钠浸润过的纱布将面部剩余的麻药擦拭干净。

十一、消毒

暴露治疗区域，治疗面部时用消毒毛巾将头发包好，0.1%新洁尔灭消毒治疗区域皮肤三次，遵循"由下向上，由内向外"的原则，以预防感染。

第三节　滚针操作中

一、操作原则

1 全过程中应全程注意无菌原则以避免感染。

2 根据部位及病种选择合适的针具。

3 选择最佳的治疗反应终点。

二、操作方法

以面部为治疗部位进行举例。治疗者洗手，佩戴帽子、口罩，戴无菌手套，告知患者开始操作后，从苯扎溴铵浸泡液中取出滚轮微针，将调配好的药液均匀涂抹在治疗区，然后用滚轮微针在面部轻轻滚动，依次为左侧面部-右侧面部-额部-下颌-上唇-鼻部。遵循"由下往下，由内向外"的原则，分区操作。

即先从左侧面部开始，从下颌线起始，内眼睑下方处结束，由内向外慢慢滚动，于发际线处终止；再由下往上纵行滚动，使整个面部呈"井"字均匀覆盖。接着同样的方法操作右侧面部。额部一般采用"井"字形操作手法，即先由左至右纵行滚动数次后再以额部中线为界，从额部中线开始横行滚动数次，注意力度均匀，滚动的范围尽可能均匀覆盖整个额部治疗区域。下颌处一般采用"三"字形操作手法，由"左至右，由下至上"横行滚动治疗，也可采用"井"字形手法，如前"三"字形操作后，用无菌纱布盖住唇部"由上外下，由左至右"滚动，注意避免伤及唇部。同样两种操作手法治疗上唇部，唯一区别是上唇"井"字形操作中顺序为"由下往上，由左至右"，其目的均是为了避免唇部损伤。

若治疗部位为颈部、躯干或四肢，则于相应部位进行治疗，操作手法类似面部，一般采用"井"字形手法，躯干和四肢的力度可适量增大。颈部治疗时嘱患者轻抬起下颌并充分伸展，并对较深的颈纹进行线状的挑皮注射，将药液均匀地注射到颈纹凹陷处，深度选择能看到针的形状，但看不到针的颜色为宜，然后再采用滚轮微针按照上诉方式对全颈部进行操作。腹部妊娠纹、膨胀纹也可以同样方法先行线性注射再滚刺治疗。

注意用力方向应垂直治疗皮肤，用力均匀，避免划伤皮肤。一边滚动一边让助手将治疗药液慢慢滴在治疗处，操作者将其涂抹均匀，始终保持治疗部位湿润。皮损局部可加强治疗，多次重复滚动或者单针局部注射治疗。

三、皮肤终点反应

治疗不同部位、不同疾病的理想终点反应各不同。表皮层的治疗反应为观察到皮肤发红，真皮层的治疗反应主要以出血量多少为判断。

1 常见的出血量可以分为三类：轻微渗血、针尖样出血、露珠样出血，以前两者较为常见，露珠样出血是不理想的治疗终点。

2 通常敏感性肌肤、黄褐斑、炎症后色素沉着等皮肤疾病的理想治疗终点以皮肤发红即可，以免过度的刺激加重敏感和引起色素沉着。

3 痤疮后凹陷性瘢痕、皱纹、毛孔粗大需要微针治疗深达真皮层，故以轻微渗血或针尖样出血为理想的反应终点。

第四节 滚针操作后

一、敷面膜

取出冷藏好的微针套组的面膜，完整覆盖面部，冷敷20～30分钟，中途可补充精华液避免面膜干燥。

二、术后拍照

由专人在充足的光线下分别从患者的正前方、45度角和90度角侧位进行拍照，可分别拍摄全面部和治疗区域的局部照片。

三、术后医嘱

① 24小时内禁水避免感染。

② 早晚配合使用修复液，避免出现干燥、敏感。

③ 避免揉搓痂壳，应等待其自行脱落。

④ 严格注意防晒，尽量避免在紫外线强烈时（上午10点至下午3点）外出，结痂脱落前可采用撑伞或戴帽子等物理防晒方式，结痂脱落后可裁选择一款SPF≥30的广谱防晒剂。

⑤ 治疗后1个月避免使用维A酸类、爽肤水、α羟基酸等刺激性产品。

⑥ 若出现明显疼痛、渗液、流脓、感染等现象，应及时到医院就诊。

第五章 5

常用作用部位

一、面部

面部是滚针治疗最常见的作用部位，适应证较多，主要包括痤疮、痤疮后瘢痕、毛孔粗大、黄褐斑、黑变病、炎症后色素沉着、面部敏感性皮肤、皱纹、毛周角化等，均有不错的疗效。根据不同病症需要选取不同的活性药物及不同长短的滚轮微针进行个性化治疗。例如针对痤疮、黄褐斑、黑变病、炎症后色素沉着、面部敏感性皮肤，应选取较短的针，0.3~1.0mm；针对痤疮后凹陷性瘢痕、毛孔粗大、皱纹等，应选取较长的针，1.0~2.0mm。不同的适应证搭配的药物也不相同。

二、颈部

颈部治疗通常用于改善颈纹。颈纹由表皮细胞衰老和结缔组织萎缩产生，治疗通常先在颈纹明显的地方采用挑皮线状注射，再选取合适的滚针在全颈部滚动治疗，以深入到真皮层，充分刺激成纤维细胞，促进胶原再生，起到紧致肌肤，改善颈部皱纹的作用。

三、腹部

腹部最常见的治疗项目为改善妊娠纹。由于妊娠期荷尔蒙的影响，加之腹部膨隆使皮肤的弹力纤维与胶原纤维损伤或断裂，腹部皮肤变薄变细，出现一些宽窄不同、长短不一的粉红色或紫红色的波浪状花纹，分娩后，这些花纹会逐渐消失，留下白色或银白色的有光泽的瘢痕线纹，即妊娠纹。一旦出现妊娠纹就难以完全消失，严重影响了妇女产后的美观和身心健康。治疗时可以参照颈纹治疗，在纹路明显处线性注射有效药物，再以滚轮微针"井"字形滚刺，通过多次的微针治疗可得到一定程度的改善。

四、四肢

四肢的治疗相比面部、颈部和腹部不那么常见，通常可对膨胀纹、毛周角化症进行改善。萎缩纹又叫膨胀纹，根据不同情况发生于不同部位。因妊娠发生者成为妊娠纹，发生于腹部、大腿；青春期萎缩纹常发生于股内侧，臀部及后腰部，通常由于身体迅速发育或短时间内快速增肥引起；由于服用皮质类固醇激素而发生的则见于股内侧等皱褶处，一般均无自觉症状。毛周角化病常见于青少年，可随年轻增长而自行改善。好发于上臂及大腿伸侧，皮损为针尖至粟粒大小的毛囊性丘疹，皮色，顶端有淡褐色角质栓。本病不影响健康，可不予治疗，但常常影响了患者外表的美观，增加心理负担，仍可予微针治疗进行改善。

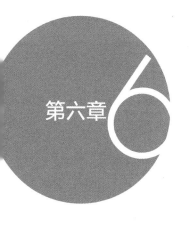

第六章 **6**

滚针常用药剂产品

滚针治疗过程会配合一定量的药剂产品，起到营养、修复和替换机体损伤的衰老细胞的功能，根据不同的皮肤问题配以相应的药剂产品，能为皮肤提高适量水分和油脂、刺激胶原生成、改善局部血液循环、淡化色素、调节水油平衡，达到抗衰除皱、美白淡斑、祛痘修复等作用。

> **滚针治疗的药剂产品具有以下几个特点**
>
> 1 > 液态。　2 > 安全无菌。　3 > 肯定有效的治疗作用。

根据临床需要，微针药剂产品大致分为以下几类。

一、维生素类

维生素是机体维持正常代谢和机体所需的人体六大营养要素之一。常以内服和注射的方式应用。主要分为脂溶性和水溶性两大类，脂溶性维生素包括维生素A、D、E、K；水溶性维生素主要包括维生素B族和维生素C。

滚针常用的是维生素C及其衍生物。是常用的美白成分，如甘草提取物、抗坏血酸葡萄糖苷、阿魏酸及其衍生物、氧化白藜芦醇、α（β）-熊果苷、传明酸等等。这类药剂在微针治疗中常用于黄褐斑、肤色暗黄、炎症后色素沉着、黑变病等色素治疗。

二、蛋白质和肽类

蛋白质是机体最重要的成分，是维持机体组织结构、功能以及酶、抗体、某些激素等合成和活性不可缺少的。肽是蛋白质水解而得。氨基酸是组成蛋白质和肽的基本单位。由10个以上氨基酸连接而成的肽成为多肽。利用天然物质提取的蛋白质已被广泛应用于美容护肤产品中。

目前，在美容方面研究和应用最广泛的多肽是生长因子类，也是滚针治疗最常选取的成分。

❶ 成纤维细胞生长因子（FGFs）：FGFs包括酸性成纤维细胞生长因子（aFGFs）和碱性成纤维细胞生长因子（bFGFs），来源于中胚层和神经外胚层。两者均能促进成纤维细胞生长，提高皮肤合成胶原蛋白的能力，从本质上改善皮肤状况。其功效主要表现为修复损伤、祛皱、美白、抗晒等。

❷ 表皮生长因子（EGF）：EGF在调节表皮及上皮细胞生长、分化增殖、促进毛细血管生长、改善细胞生长微环境、保持细胞活性等方面起着重要的作用。极微量的EGF即能强烈促进皮肤细胞的分裂和生长，从而达到促进人体皮肤新陈代谢、修复皮肤损伤、减缓皮肤衰老，甚至调控已成熟的表皮细胞分化为皮肤干细胞，进而诱导干细胞快速、定向分化为新的皮肤细胞，使皮肤重新恢复弹性和光泽。

此外，EGF还能增加其他内源性生长因子的分泌，刺激细胞外一些大分子（如透明质酸和糖蛋白等）的合成和分泌，从而营养滋润皮肤，调节胶原降解，使胶原纤维以线性方式排列，增强创面抗张程度，减少瘢痕形成。

❸ 角化细胞生长因子（KGF）：KGF属于成纤维细胞生长因子家族，由间质细胞分泌，通过旁分泌途径刺激上皮细胞增殖，KGF在修复过程中发挥着很重要的作用，包括刺激DNA合成，促进维持人角化细胞、表皮细胞及上皮细胞增殖、迁移、分化、存活等。

❹ 其他细胞生长因子：滚针使用的主要为血管内皮生长因子（VEGF）和血管内皮衍生因子（PDGF）。能改善皮肤微循环、营养物质及其他细胞因子的运输。

各类生长因子因其确切的功效常用于滚针治疗中，主要应用于瘢痕、敏感皮肤、黄褐斑、颈纹、妊娠纹等治疗。

三、黏多糖类

黏多糖广泛、大量地存在于动物结缔组织、动植物黏液性物质中。在生理上，黏多糖与皮肤功能密切相关，起着保持细胞间水分、输送物资、促进胶原成熟、防御等作用。常用的产品包括透明质酸及其衍生物、硫酸软骨素及壳质等。透明质酸是细胞间质的重要成分，经过处理的透明质酸可用于润肤和护肤，还具有增白和防光的效果，其制品稳定且无不良反应。硫酸软骨素具有柔软、平滑和改善皮肤代谢的效果。

四、其他药剂产品

临床上氨甲环酸液、肉毒毒素等也常用于滚针治疗。

由于皮肤衰老、损伤等问题往往涉及表皮、真皮、皮下组织及皮肤微循环等方面，单一产品的疗效往往比较单一，要全面改善皮肤，各种类型产品联合应用是微针美容产品发展的必然趋势。

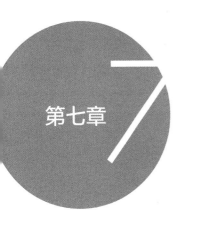

第七章

注意事项及意外事故防治

第一节　注意事项和禁忌

一、注意事项

1 术前彻底消毒，术中遵循无菌原则，避免感染。

2 进行滚轮操作时手法应轻柔缓慢，按压力应垂直于皮肤表面，以免对皮肤造成牵扯，引起划痕。

3 一边滚动微针滚轮，一边均匀涂抹药液，避免治疗区域干燥。

4 治疗中与患者保持良好的沟通，及时了解患者治疗中的不适。

5 治疗中注意观察有无出现理想治疗终点。

6 治疗中注意保护患者双眼。

二、一般禁忌证

有以下全身状况者，不适合接受微针治疗。

① 血液体液传播疾病，如AIDS、梅毒等。

② 免疫和抵抗力低下者，如SLE、糖尿病等。

③ 患多系统慢性疾病（如高血压、糖尿病、冠心病）。

④ 精神性疾病患者。

⑤ 妊娠期及哺乳期妇女。

⑥ 体质性问题者，如严重过敏体质、瘢痕体质等。

⑦ 对美容治疗期望过高者。

三、皮肤禁忌证

① 治疗区域慢性皮肤病或炎症者。

② 皮肤活动感染状态，如疱疹、扁平疣等。

③ 色素异常（如进展期白癜风患者）、皮肤过敏者。

④ 1个月内接受过剥脱性激光、深层次化学换肤、填充治疗者。

⑤ 治疗前1周内接受过暴晒或日光浴。

⑥ 3个月内使用过光敏药物者。

第二节 可能出现的不良反应及应对措施

一、红斑

治疗之后立即发生，红斑持续时间取决于治疗强度及患者皮肤的反应，大多数红斑会在治疗后3天内自行消退。如果治疗后红斑瘙痒明显，可给予冰袋冷敷20~30分钟，严重者涂抹激素软膏。

二、感染

虽然滚针的感染风险极小，但滚针在表皮形成了微孔，破坏了皮肤屏障，使得细菌、真菌等病原微生物有了可乘之机，若术前消毒不彻底，术中未能严格遵循无菌原则，术后患者护理不当，则仍然存在感染的风险。一般微针长度越长，针孔密集度越高，则皮肤愈合不良及感染的风险越高。操作前应注意严格消毒，在紫外线照射消毒后的治疗室内进行操作，操作者佩戴口罩、帽子、无菌手套。术后如出现感染的症状，如渗出、流脓等，应针对病原菌和症状进行治疗，可用硼酸溶液湿敷，每日2次外涂抗生素乳膏或抗病毒软膏等对症处理，必要时甚至口服抗生素或抗病毒药。真菌感染更为少见。

三、色素沉着

微针治疗前后均应注意严格防晒，尤其是肤色较深及治疗较激进的患者。如出现色素沉着，可外用熊果苷、左旋维C、传明酸、千白氢醌乳膏等，也可以口服氨甲环酸片、谷胱甘肽、维生素C片等。色素沉着一般会在2~3个月内自行消退，极少数患者可长期存在色素沉着。

四、瘢痕

瘢痕一般由感染继发引起，发生率极低，治疗前应对皮肤进行彻底消毒，治疗过程中严格遵循无菌原则，防止创面感染形成瘢痕。已经发生感染的患者应按照前述对感染的应对措施进行处理，避免瘢痕产生。已经产生瘢痕的患者，可针对不同类型的瘢痕选择染料激光、强脉冲光、点阵激光、局部注射、外用抗瘢痕药膏或敷贴等进行治疗。

五、皮肤敏感

由于滚轮微针破坏皮肤角质层，治疗后皮肤可能暂时出现干燥、潮红、瘙痒、易激惹等情况。

尤其是原本角质层较薄，皮肤敏感的患者，对外界环境的刺激更加敏感，部分患者可能会出现轻度的灼热感、瘙痒不适等感觉。可外用医用修复面膜及针对敏感肌肤专用的修复霜，必要时可冷喷或红黄光照射，并适当延长下一次的治疗间隔，待皮肤稳定，屏障功能得到修复后再进行，期间应避免进行其他可能加重敏感的有创治疗。

3

第一节　黄褐斑

第二节　黑变病

第三节　炎症后色素沉着

......

第十五节　肤色暗黄

临床篇

第一节 黄褐斑

一、定义

黧黑斑是一种发生于颜面部位的局限性淡褐色或褐色色素改变的皮肤病。中青年女性多发，临床表现为对称分布于暴露颜面部位的色素沉着斑，平铺于皮肤表面，抚之不碍手，压制不褪色。古代文献亦称之为"肝斑"。本病相当于西医的黄褐斑。

二、病因病机

本病多与肝、脾、肾三脏关系密切，气血不能上荣于面为主要病机。如情志不畅，肝郁气滞，气郁化热，熏蒸于面，灼伤阴血而生；或冲任失调，肝肾不足，水火不济，虚火上炎所致；或慢性疾病，营卫失和，气血运行不畅，气滞血瘀，面失所养而成；或饮食不节，忧思过度，损伤脾胃，脾失健运，湿热内生，上熏而致病。

三、诊断要点

① 本病多见于妊娠期、长期服用避孕药、生殖器疾患以及月经紊乱的妇女，也可累及中年男性。

② 多分布于前额、颧部或面颊的两侧。

③ 皮疹为黄褐斑片深浅不定，淡黄灰色，或如咖啡，大小不等，形态各异，孤立散在，或融合成片，一般多呈蝴蝶状。

④ 无自觉症状。

⑤ 病程经过缓慢。

四、滚针治疗

① 术前准备：包括术前评估、清洁皮肤、术前照相、外敷麻药及卸麻药、消毒皮肤。

② 选取合适滚针、调配药液：选取0.3~0.75mm大小滚针。将所需药物按无菌原则调配好。

③ 滚针治疗：将调配好的药液均匀涂抹在治疗区，然后用滚轮微针从左侧面部开始轻轻滚动，依次为左侧面部-右侧面部-额部-下颌-上唇-鼻部。遵循"由下往下，由内向外"的原则，分区操作。边滚边涂抹药液，一般重复2~4次，以治疗后皮肤微红而无明显出血为宜（图3-1-1）。为了加强治

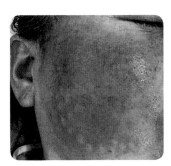

图3-1-1　皮肤终点反应

疗效果，可于滚针治疗后在黄褐斑局部做皮下微滴注射入有效成分，每针间隔约1cm。

❸ 治疗后外敷冷藏的医用无菌面膜30分钟（图3-1-2）。

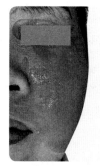

图3-1-2　外敷医用面膜

五、按语

黧黑斑是一种常见的色素代谢障碍性皮肤病，病因复杂，治疗较困难，目前尚无特效疗法。通过滚轮微针刺激皮肤产生大量微细通道，再将治疗色素的药物涂抹至皮损处，从而达到透皮给药的作用，加快色素的淡化。一般选取的药液含有传明酸、谷胱甘肽、维生素C等美白亮肤成分，或是具有修复、补水的生长因子、透明质酸等成分。同时，滚针本身的机械刺激能够激发真皮胶原新生，重建皮肤正常结构，达到修复和增强皮肤屏障的功能，加快色素的代谢。较激光相比，滚针疗法无热刺激，治疗后色素加深的可能性极低，已成为临床使用较多的简便安全、公认有效的方法了。

六、注意事项

- 黧黑斑滚针治疗间隔半个月到1个月。
- 术后保湿、严格防晒。
- 治疗区术后8小时禁水，忌食辛辣刺激物。
- 治疗区术后3天避免涂抹粉底、BB霜等粉质品。

第二节 黑变病

一、定义

面尘是一种发生于面部的色素沉着病。以面部等暴露部位发生灰褐色或蓝灰色斑片，弥漫分布，边缘不清，表面有糠状鳞屑或有痒感为临床特征。本病可发生于任何年龄，男女均可发病，但多见于中年妇女。本病属于中医学"面尘""黧黑斑"等疾病范畴。相当于西医的黑变病。（图3-2-1）

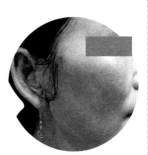

图3-2-1 黑变病

二、病因病机

本病多因肝郁气滞，血虚不能滋养肌肤，日光照射，染化妆品之毒，以致火毒结滞于内而成；或饮食不调，脾胃失和，肾亏血虚不能滋养肌肤而成。

三、诊断要点

① 多见于中年女性。

② 皮损好发于面部，尤以前额、颞及颧部明显。

③ 为灰褐色到蓝灰色色素斑，初呈网状分布，后融合成片，其边界不清，伴毛细血管扩张，毛囊口角化及糠状鳞屑，呈"粉尘"样外观。

④ 无明显自觉症状。

四、滚针治疗

① 术前准备：包括术前评估、清洁皮肤、术前照相、外敷麻药及卸麻药、消毒皮肤。

② 选取合适滚针、调配药液：选取0.3~0.75mm大小滚针。将所需药物按无菌原则调配好。

③ 滚针治疗：将调配好的药液均匀涂抹在治疗区，然后用滚轮微针从左侧面部开始轻轻滚动，在面部参照"黄褐斑"的治疗顺序，其他区域如颈部一般行"井"字治疗，边滚边涂抹药液，一般重复3次及以上，以治疗后皮肤微红而无明显出血为宜（图3-2-2）。

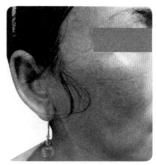

图3-2-2 终点反应

④ 治疗后外敷冷藏的医用无菌面膜30分钟。

五、按语

黑变病治疗需要足够的耐心，滚针治疗一般5次以上效果明显。选取的药剂一般含有淡化色素、修复作用成分，如传明酸、左旋维C、生长因子等。黑变病部分由于使用不当化妆品造成，应停用可疑化妆品及其他含光敏性护肤品，对可疑致敏物可做斑贴试验找出病因。

六、注意事项

- 滚针治疗间隔1个月1次。
- 术后保湿、严格防晒。
- 建议使用医学类护肤品。
- 保持良好情绪及睡眠，生活规律，多进食富含维C的水果蔬菜。

第三节　炎症后色素沉着

一、定义

> 炎症后色素沉着又称炎症后黑变病，是皮肤急、慢性炎症后导致的皮肤继发性色素增加的疾病，是引起正常肤色改变的原因之一。通常没有种族和性别的差异，但容易发生于肤色较深的人群，其深浅程度及持续时间因人而异。

二、发病原因及机制

各种急、慢性皮肤刺激及炎症，如湿疹、痤疮（图3-3-1）等皮肤病，皮肤外伤及手术、日晒、激光术后、药物等造成基底层破坏，色素细胞受刺激引起黑色素增多，同时皮肤炎症导致炎症递质释放，导致黑色素合成增加。炎症发生后，基底细胞层破坏导致色素失禁，真皮浅层噬黑色素细胞增多，巨噬细胞吞

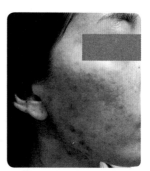

图3-3-1　痤疮后色沉

噬基底层角质形成细胞和黑素细胞，因此这些黑素会在真皮浅层持续存在一段时间。

三、诊断要点

① 有原发皮损或皮肤创伤史。

② 皮损初期多表现为皮肤发红，后渐转为浅棕或棕色色素沉着斑，边界模糊不清晰。

四、滚针治疗

① 术前准备：包括术前评估、清洁皮肤、术前照相、外敷麻药及卸麻药、消毒皮肤。

② 选取合适滚针、调配药液：选取 0.3～1.0mm大小微针。将所需药物按无菌原则调配好。

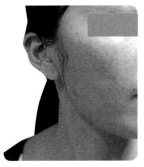

图3-3-2　两次微针治疗后

③ 滚针治疗：将调配好的药液均匀涂抹在治疗区，然后用滚轮微针在皮损区域边滚边涂抹药液，在面部参照"黄褐斑"的治疗顺序，其他区域一般行"井"字治疗，一般重复3次，以治疗后皮肤微红而无明显出血为宜。

④ 治疗后外敷冷藏的医用无菌面膜30分钟。（图3-3-2）

五、按语

炎症后色素沉着多为一过性的色素沉积，但个体差异、炎症的状态和性质会造成色素沉着的持续时间长，需要积极治疗。滚轮微针治疗的药剂一般含有抑制络氨酸酶合成的药物或生长因子。尽管色素沉着的产生消退存在个体差异，但色素沉着的发生有其自身的规律性，掌握规律，选择最佳时机可有效预防色素沉着的产生。我们需做到：① 减少黑色素的继续产生；② 增加黑色素的代谢水平。滚轮微针治疗过程中，通过药物的透皮吸收和在皮肤表面创建的大量微细通道，从两个方面加快了色素沉着的淡化。

六、注意事项

- 滚针治疗间隔1个月1次。
- 术后保湿、严格防晒。
- 可联合光电治疗。

第四节　凹陷性瘢痕

一、定义

凹陷性瘢痕是皮肤组织真皮层及皮下组织缺损而造成的凹陷畸形，是皮肤损伤产生的一种修复反应（图3-4-1）。

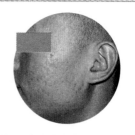

图3-4-1　凹陷性瘢痕 ▶

二、发病原因及机制

痤疮、手术、外伤、感染、水痘等病因导致皮肤真皮层及皮下组织缺损，皮层不能自身修复，而在随后的愈合过程中胶原蛋白、弹性蛋白缺失而留下的永久凹陷性瘢痕。

三、诊断要点

① 有原发皮损或皮肤创伤史。

② 瘢痕表面明显低于四周正常皮肤，呈凹形畸形。

③ 较浅的凹陷性瘢痕只影响外观，不伴有功能障碍。严重的凹陷性瘢痕常有深部肌肉甚至骨骼的缺损，往往伴有功能障碍。

④ 本节滚轮微针治疗的凹陷性瘢痕仅指不伴功能障碍的较浅的瘢痕。

四、滚针治疗

① 术前准备：包括术前评估、清洁皮肤、术前照相、外敷麻药及卸麻药、消毒皮肤。

② 选取合适滚针、调配药液：选取1.0～1.5mm大小滚针。将所需药物按无菌原则调配好。

③ 滚针治疗：将调配好的药液均匀涂抹在治疗区，然后用滚轮微针在皮损区域边滚边涂抹药液，在面部参照"黄褐斑"的治疗顺序，其他区域一般行"井"字滚刺，一般重复5次，以治疗后皮肤明

显潮红并伴有针尖样渗血为宜（图3-4-2）。为了加强治疗效果，可先用1ml注射针头或小针刀对凹坑做挑刺剥离松解，再行微针治疗。

❹ 治疗后外敷冷藏的医用无菌面膜30分钟。

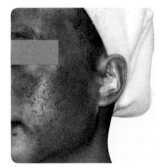

图3-4-2　终点反应

五、按语

滚轮微针治疗凹陷性瘢痕的原理是滚针的深层刺激和生物生长因子等活性成分作用于深层断裂的纤维细胞，促进胶原蛋白合成，重新生成纤维组织，重建深层网状纤维结构，平复凹陷性瘢痕。滚轮微针治疗选取的药剂一般含有生长因子类成分。临床上点阵激光、离子束、黄金射频微针等常用于瘢痕的治疗，相较滚轮微针而言，费用偏贵，部分仪器治疗后皮肤会伴随结痂、脱痂后红斑、色沉等反应，影响正常工作、学习、生活。滚轮微针术后反应较轻，费用适中，疗效确切，是治疗凹陷性瘢痕的常用治疗手段，但对于较深的瘢痕治疗缓慢，临床上建议与其他方式联合使用。

六、注意事项

- 滚针治疗间隔1个月到2个月。
- 术后3~5天皮肤均会有潮红或肿痛情况出现，应在术后1周内辅助外用修复产品，1天4~5次。

- 术后1周内避免彩妆。

- 术前沟通强调，瘢痕只能修复，不能做到和正常皮肤组织完全一致。

- 皮肤组织细胞的生长周期为28天左右，因此治疗后要3~4周才能看到治疗效果，连续治疗4~5次才可以达到比较好的治疗效果。

第五节 痤疮

一、定义

粉刺是一种颜面、胸背等处毛囊、皮脂腺的慢性炎症性皮肤病。其特征为散在颜面、胸、背等处的针头或米粒大小皮疹，如刺，可挤出白色粉渣样物，故称粉刺。古代文献又称之为"皶""痤""面疱""皶疱""肺风粉刺""酒刺"等，俗称"暗疮""青春痘"。本病相当于西医的痤疮。

二、病因病机

本病多因素体阳热偏盛，肺经蕴热，复感风邪，熏蒸面部而发；

或过食辛辣肥甘厚味，助湿化热，湿热蕴结，上蒸颜面而致；或因脾气不足，运化失常，湿浊内停，郁久化热，热灼津液，煎炼成痰，湿热浊痰瘀滞肌肤而发。

三、诊断要点

1 常见于青年男女。

2 多发于颜面、上胸、背部等皮脂腺丰富的部位。

3 初起多为细小皮色丘疹，白头或黑头粉刺，接着出现脓疱，严重可有结节、囊肿。反复发作或挑刺后，留下凹凸不平的瘢痕及色素沉着。

4 一般无明显全身症状，可有轻微瘙痒或疼痛。

四、滚针治疗

1 术前准备：包括术前评估、清洁皮肤、术前照相、外敷麻药及卸麻药、消毒皮肤。

2 选取合适滚针、调配药液：选取0.5～1.0mm大小滚针。将所需药物按无菌原则调配好。

3 滚针治疗：将调配好的药液均匀涂抹在治疗区，然后用滚轮微针在皮损区域边滚边涂抹药液，参照"黄褐斑"的治疗顺序重复3～5次，毛孔粗大和痤疮处力度稍强，以皮肤明显潮红伴有渗血为宜。

④ 治疗后外敷冷藏的医用无菌面膜30分钟。

五、按语

　　痤疮的发病率较高，因常发生于面部，容易留下色沉及瘢痕而影响美观，痤疮的治疗一般采用内服加外治相配合。微针疗法对痤疮的治疗作用是多方面的，一方面打开皮肤通道，将有效成分输送至需治疗的部位而发挥作用；同时，机械刺激能激发皮肤自身修复作用。最终能恢复细胞正常功能，抑制皮脂分泌，调整水油平衡，杀菌，抑制炎症反应。一般痤疮炎症反应不明显，闭合性粉刺、毛孔粗大、皮脂腺分泌旺盛者首选滚针。滚针治疗痤疮所选药剂一般含有控油、杀菌、修复等成分。

六、注意事项

- 滚针治疗间隔1个月。

- 术后可能会出现"爆痘"现象，应提前跟患者沟通属于正常现象，因微针打开通道后加快了皮脂腺的堆积物排除，反而有利于痤疮的治疗。

- 绝大多数痤疮均可选用滚针治疗，但炎症反应重者及结节囊肿型应优先采取其他方法。

第六节 毛孔粗大

一、定义

　　毛孔粗大为皮肤毛孔呈现扩大状态的一种表现，多伴有毛囊口堵塞、毛囊皮脂腺分泌物潴留现象；抑或因为皮肤弹性下降而致毛孔松弛性打开（图3-6-1）。

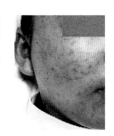

图3-6-1　毛孔粗大 ▶

二、原因分析

　　❶ 皮脂腺过度活跃：油性肌肤和混合性肌肤的人比较容易出现毛孔粗大现象。青春期时体内激素分泌很不稳定，皮脂腺过度活跃，皮脂腺分泌旺盛，皮脂腺分泌物潴留，当量大时会刺激毛囊皮脂腺的导管，使开口撑大才能顺利排出油脂进而导致毛孔粗大。

　　❷ 肌肤老化：随着年龄增长，保养与护理不当或不足，真皮层中的胶原蛋白、弹力蛋白、透明质酸等合成减少，流失增加，皮肤失去了"支撑"而变得干瘪、弹性下降，毛囊皮脂腺的导管没有了外部的压力，向外扩张逐渐变大；同时肌肉、脂肪组织出现萎缩及移位，

深层支撑不足加重皮肤松弛。

③ 皮肤干燥缺水：随着年龄增大，细胞逐渐老化，细胞内水分流失的速度也会加快，在干燥缺水的环境下，肌肤缺乏滋润，毛孔就会显得粗大。还有部分人护理不当，过度控油清洁而不保湿，打破正常肌肤水油平衡，肌肤因缺水呈现出油过多代偿的现象，皮脂腺分泌的油脂增多也会加剧毛孔粗大。

④ 不良习惯：清洁不当：清洁不当致毛孔堵塞，皮肤新陈代谢不畅，老化的细胞无法正常脱落或角栓无法被溶解，致使毛孔撑大。嗜烟酗酒：血氧含量降低，皮肤缺氧致肌肤衰老。挤压过度或不当护肤：对皮肤的不当刺激可使毛囊附近的组织遭到破坏而使毛孔变得粗大。过度使用化肤品：使毛孔堵塞，影响皮脂代谢而使毛孔粗大。

三、临床表现

① 皮脂腺过度活跃型毛孔粗大

皮肤油腻，毛孔发黑。因肌肤表面的老旧角质代谢不畅，使毛孔开口堵塞，周围的老旧角质进入毛孔，与毛孔里囤积的皮脂相互混合，形成角栓撑大毛孔。当角栓发展至肌肤表面并接触空气时就会氧化变黑，即所谓的黑头粉刺。

② 缺水型毛孔粗大

干性皮肤，易干燥，长细纹，鼻头两侧毛孔粗大，毛孔粗大现象时好时坏，没用保湿乳液时更明显。

③ 老化型毛孔粗大

毛孔狭长，呈直长形或水滴型。

四、滚针治疗

① 术前准备：包括术前评估、清洁皮肤、术前照相、外敷麻药及卸麻药、消毒皮肤。

② 选取合适滚针、调配药液：选取0.5～1.5mm大小滚针。将所需药物按无菌原则调配好。

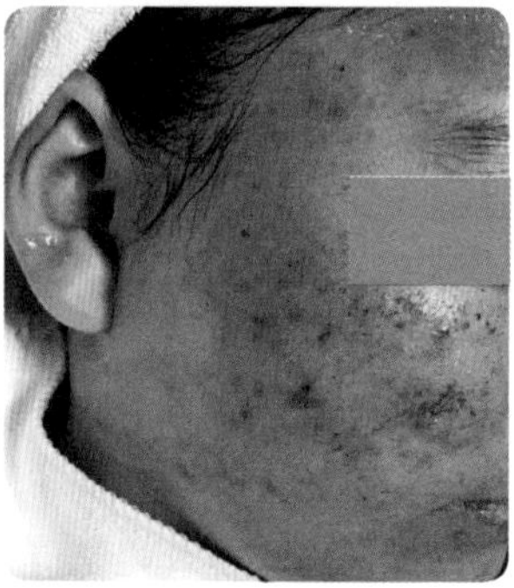

③ 滚针治疗：将调配好的药液均匀涂抹在治疗区，然后用滚轮微针在皮

图3-6-2　终点反应

损区域边滚边涂抹药液，参照"黄褐斑"的治疗顺序重复3～5次，以治疗后皮肤明显潮红并伴有渗血为宜（图3-6-2）。

④ 治疗后外敷冷藏的医用无菌面膜30分钟。

五、按语

毛孔粗大尚不能算是一种疾病，仅属美容瑕疵，但随着求美者的要求逐渐提高，越来越多的人开始追求紧致光滑的皮肤，也让我们致力于毛孔粗大的治疗。滚轮微针治疗所选药剂一般含有控油、补水、生长因子类成分，皮肤油腻者配以肉毒毒素有不错的效果。毛孔粗大患者往往伴随有皮肤干燥、肤色不均、痤疮、色沉等表现，滚轮微针治疗时，根据不同情况导入不同功效性成分，达到控油、修复、紧致等作用；同时滚针的机械刺激能促进皮质排出、刺激胶原蛋白新生、细腻毛孔。较点阵激光、像素激光相比，术后反应较轻，色沉几率小，为很多求美者选择的方法。

六、注意事项

- 滚针治疗间隔3~4周。
- 术后3~7天会出现红肿、灼热甚或轻微结痂等不适，期间每天外用医用修复液4~5次。
- 术后防晒。
- 术后1周内避免彩妆。

第七节　激素依赖性皮炎

一、定义

激素依赖性皮炎是由于长期外用皮质类固醇制剂，患处皮肤对该药产生依赖性，从而导致的皮肤非化脓性炎症。本病归属于中医文献中"药毒""热毒""面游风"等范畴。西医多称之为激素依赖性皮炎或激素性皮炎（图3-7-1）。

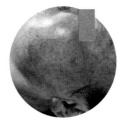

图3-7-1　激素依赖性皮炎

二、病因病机

中医认为本病是外受药毒之邪，日久郁而化热蕴毒所致，火、热、毒是其主要致病因素。日久热毒伤阴化燥，则皮肤失养。

三、诊断要点

❶ 半月以上的外用皮质类固醇的长期用药史，即在同一部位长期使用激素外用制剂，特别是强效制剂并形成依赖性。

❷ 有明显的激素依赖性症状及反跳现象，即停药后发病反跳加重，皮肤发红，灼热和瘙痒严重者出现水肿，重复用药后症状减轻。

❸ 皮损以红斑、丘疹、干燥及脱屑为基本损害的多样性皮损，难以用其他皮肤病解释者。

四、滚针治疗

❶ 术前准备：包括术前评估、清洁皮肤、术前照相、外敷麻药及卸麻药（对表面麻醉过敏者可行静脉麻醉或边冷敷边治疗）、消毒皮肤。

❷ 选取合适滚针、调配药液：选取0.3～0.5mm大小滚针。将所需药物按无菌原则调配好。

❸ 滚针治疗：将调配好的药液均匀涂抹在治疗区，然后用滚轮微针在皮损区域边滚边涂抹药液，参照"黄褐斑"的治疗顺序重复

2~3次，以皮肤微红而无明显渗血为宜
（图3-7-2）。

❹ 治疗后外敷冷藏的医用无菌面
膜30分钟。

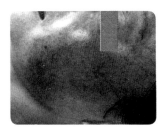

图3-7-2 终点反应

五、按语

激素依赖性皮炎近年来发病率逐渐增高，与大量爱美女性在不知情的情况下，长期使用非法添加激素的护肤品有关。患者会出现明显瘙痒、烧灼感，部分患者还会出现焦虑、抑郁等表现，严重影响患者生活质量。激素依赖性皮炎呈慢性病程，容易反复，治疗复杂，一般综合治疗。在患者接受及治疗区域无毛囊炎脓疱等表现时可尝试滚针疗法。滚轮微针治疗激素依赖性皮炎药剂一般含有生长因子等修复成分。

六、注意事项

- 滚针治疗间隔1个月。
- 术后2天禁水，防晒。
- 术后1周每天使用医用修复产品5次及以上。
- 术前交代术后可能出现红肿、干燥、灼热等症状加重或类似"爆痘"现象，安抚患者情绪，冷静应对。

第八节 玫瑰痤疮

一、定义

玫瑰痤疮是一种好发于面中部的慢性炎症性皮肤病。本病临床表现较为复杂，主要表现为面部阵发性潮红、持久性红斑、丘疹、脓疱、毛细血管扩张等，少部分出现赘生物（常见于鼻部），偶尔累及面部以外的皮肤。玫瑰痤疮曾被称之为酒渣鼻，但由于流行病学显示本病的发生与酗酒的关系不大，同时大多数患者也不出现鼻赘，所以本病虽归属于中医学"酒渣鼻"的范畴，但不等同，其应属于一种综合征。

二、病因病机

本病多由肺胃积热上蒸，复遇风寒外袭，血瘀凝结而成；或因气滞血瘀，病久邪热稽留，气血运行受阻，以致气滞血瘀，郁结肌肤而成。

三、诊断要点

1 皮损以累及面中央为主，阵发性潮红；或持久性红斑，温度变化、情绪波动及紫外线照射后上述症状明显加重。

② 面颊或口周或鼻部毛细血管扩张。

③ 以鼻背为中心的丘疹或丘脓疱疹。

④ 以鼻背为主的增生肥大，纤维化改变。

⑤ 亦可出现眼部症状，如睑缘炎、角膜炎等。

⑥ 自觉灼热、刺痛、干燥或瘙痒等。

四、滚针治疗

① 术前准备：包括术前评估、清洁皮肤、术前照相、外敷麻药及卸麻药、消毒皮肤。

② 选取合适微针、调配药液：选取0.5～1.5mm大小微针。将所需药物按无菌原则调配好。

③ 微针治疗：将调配好的药液均匀涂抹在治疗区，然后用滚轮微针在皮损区域边滚边涂抹药液，面部参照"黄褐斑"治疗顺序，重复3～5次，以皮肤潮红伴有点状渗血为宜。

④ 治疗后外敷冷藏的医用无菌面膜30分钟。

五、按语

玫瑰痤疮是一种常见的，主要累及面部皮肤血管和毛囊皮脂腺的慢性充血性炎症性皮肤病，患者皮肤角质层的屏障功能受损，往往伴随诸多不适表现，例如干燥紧绷、瘙痒灼热、针刺蚁行甚或疼痛感，严重者影响患者生活。目前关于玫瑰痤疮的治疗原则主要为减轻炎症反应、修复屏障功能、减少皮肤刺激。滚轮微针疗法利用对组织产生的轻微的创伤，启动机体修复机制，促进皮肤屏障功能修复，同时滚轮刺激过程中的血液含有PRP等修复因子，加强皮肤屏障修复。一般选用含有表皮修复因子成分的药物，并经常选用氨甲环酸液。

六、注意事项

- 滚针治疗间隔1个月。
- 急性炎症期一般不选滚针治疗。
- 术后护理至关重要，滚针术后皮肤对外界刺激敏感，应加强修复和保湿。
- 严格防晒，避免冷热刺激。

第九节　脂溢性皮炎

一、定义

面游风是一种因皮脂分泌过多而引起皮肤上出现红斑、上覆鳞屑的慢性炎症性皮肤病。因其多发于面部，表现为皮肤瘙痒、脱屑，故称之为面游风。古代文献又称之为"白屑风""钮扣风""眉风癣"等。本病相当于西医的脂溢性皮炎（图3-9-1）。

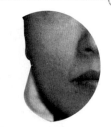

图3-9-1　脂溢性皮炎

二、病因病机

本病多因风热之邪外袭，郁久耗伤阴血，阴伤血燥，或平素血燥之体，复感风热之邪，血虚生风，风热燥邪蕴阻肌肤，肌肤失于濡养而致；或由于恣食肥甘油腻、辛辣之品，以致脾胃运化失常，化湿生热，湿热蕴阻肌肤而成。

三、诊断要点

1 多见于成人，婴幼儿也时有发生，男性多于女性，有皮脂溢出体质，在皮脂过度溢出基础上发生。

2 好发于头皮、颜面、躯干等皮脂腺分布较丰富的部位。其中颜面部好发于眉间眉弓、鼻唇沟、胡须部；躯干部好发于前胸、颈后及上背部、腋窝、脐窝、腹股沟等位置。少数重症患者可泛发全身。

3 皮损边界清楚，形态大小不一，初起为毛囊周围红色小丘疹，继而融合大小不等的暗红或黄红色斑片，覆以油腻性鳞屑或痂皮，可出现渗出、结痂和糜烂并呈湿疹样表现。

4 头皮等处损害严重时可伴有毛发脱落，面部可与痤疮并发，皱褶处皮损常出现类似湿疹样改变。

5 患者自觉不同程度瘙痒。

6 病程慢性，反复发作，时轻时重。

四、滚针治疗

❶ 术前准备：包括术前评估、清洁皮肤、术前照相、外敷麻药及卸麻药、消毒皮肤。

❷ 选取合适滚针、调配药液：选取0.5～1.5mm大小滚针。将所需药物按无菌原则调配好。

❸ 滚针治疗：将调配好的药液均匀涂抹在治疗区，然后用滚轮微针在皮损区域边滚边涂抹药液，面部参照"黄褐斑"治疗顺序，其他局部区域以"井"字型滚动，重复3～5次，以皮肤潮红伴有点状渗血为宜。

❹ 治疗后外敷冷藏的医用无菌面膜30分钟（图3-9-2）。

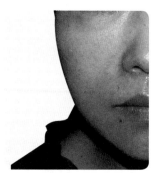

图3-9-2　冰敷面膜后即刻

五、按语

临床上大多数脂溢性皮炎患者的皮肤状态是既油又敏感，很难见到非常典型的临床表现，追问病史，一般与患者不良的护肤习惯有关，例如过度清洁、滥用激素等。所以滚轮微针治疗我们以控油兼具修复为主，所选药剂成分一般含有抗菌消炎、生长因子等成分。通过滚针疗法打开皮肤通道，增加药物吸收，调节水油平衡，同时刺激组织修复，改善局部皮肤代谢循环，增强皮肤抵抗力，重建皮肤屏障。

六、注意事项

- 滚针治疗间隔1个月。
- 外用医用修复产品1周。
- 术后严格防晒。

第十节　颈部横纹

一、定义

颈部横纹也叫颈部皱纹（图3-10-1）。是颈部皮肤老化松弛而出现的皱纹。颈部较面部美观问题容易忽视，但颈部是一个暴露年龄的重要部位，颈部衰老问题也得到越来越多的求美者关注。

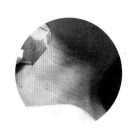

图3-10-1　颈部横纹 ▶

二、发病原因

个体差异、自然老化、光老化、重力、不良坐姿等因素使得颈部皮肤老化出现横纹。颈横纹的影响因素大致有：①自然老化皮肤松弛变薄；②光老化使皮下胶原减少变薄；③扭转弯曲动作较多，使皮下胶原纤维断裂；④皮下脂肪在颈部堆积，颈横纹更加明显。

三、基本形态

❶ 单纯皱纹型

年轻求美者多见（35岁以下），颈部线条优美，但可见纤维断裂的颈横纹。

❷ 颈横纹伴皮肤松弛型

多见老年求美者，45～50岁以上，表现颈部皮肤薄，颈横纹明显，可见皮肤细小皱褶，可伴毛细血管扩张和（或）点状色斑。

❸ 颈横纹伴肌肉紧张型

下拉口角动作时颈阔肌紧张明显，有颈竖纹，轻轻上推下颌缘皮肤时颈横纹明显改善。

❹ 颈横纹伴肥胖型

颈部皮肤肥厚，在颈横纹上下堆积。

四、滚针治疗

❶ 术前准备：包括术前评估、清洁皮肤、术前照相、外敷麻药及卸麻药、消毒皮肤。

❷ 选取合适滚针、调配药液：选取0.5～1.0mm大小滚针。将所需药物按无菌原则调配好。

❸ 滚针治疗：将调配好的药液均匀涂抹在治疗区，然后用滚轮微针在皮损区域边滚边涂抹药液，行"井"字滚刺，一般重复3～5次。为了加强治疗效果，可先用1ml注射器抽取药液于颈横纹处行皮

内线性注射至表面起线状皮丘（图3-10-2），深度以能看到针的形状，但看不到针的颜色为宜（图3-10-3）。剩余药液再行滚针治疗，治疗后皮肤潮红无明显渗血为宜（图3-10-4）。

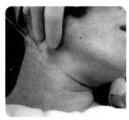
图3-10-2　线状皮丘

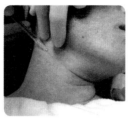
图3-10-3　针的深度

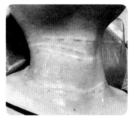
图3-10-4　皮肤终点反应

④ 治疗后外敷冷藏的医用无菌面膜30分钟。

五、按语

颈部横纹越来越得到求美者的关注，平时尽量避免长时间低头，选用适当的保湿、防晒用品并常做颈部拉伸动作可在一定程度上减轻颈横纹。临床上常选用多种方法改善颈横纹，如光子、射频、点阵激光、填充剂、肉毒毒素注射等，非创伤性的治疗主要是收紧、提升局部皮肤，可以减轻颈横纹，但不能消除皱纹。滚轮微针等有创的治疗主要针对颈部皱纹，能很好地改善颈横纹，疗程足够几乎可以消除颈横纹，达到很好的美容效果。滚轮微针的药剂一般含有生长因子类成分。

六、注意事项

- 滚针治疗间隔1个月。
- 颈横纹伴随有局部皮肤松弛、脂肪堆积、肌肉紧张者应联合治疗。

第十一节　膨胀纹

一、定义

膨胀纹又称生长纹、断裂纹、萎缩纹、白线等，因妊娠发生者称为妊娠纹。指某些情况下皮肤纤维组织（胶原纤维、弹性纤维等）为主的组织被溶解或断裂，未被及时修复重建而留下萎缩性条纹外观。

二、病因及发病机制

膨胀纹常发生于妊娠期妇女，青春期女性多于男性。妊娠、过度肥胖、快速发育等超过了皮肤的张力，使皮肤弹性纤维发生断裂而产生。皮质激素分泌过多或长期使用此类药物分解弹性纤维蛋白，使弹性纤维变性、断裂也是引起膨胀纹的一个原因。

三、基本表现

❶ 妊娠纹

主要在腹壁上，也会出现在大腿内外侧、臀部、胸部、后腰部、肩膀与手臂等处，初产妇最为明显。皮肤条纹初期呈紫红色或粉红色。分娩后，条纹颜色逐渐消退为白色或银白色（图3-11-1）。

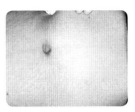

图3-11-1　妊娠纹颜色呈白色或银白色

❷ 生长纹

也叫青春萎缩纹。发于青春期发育快速的人群，男性多出现在大腿内外侧及腰部，女性则主要发生于下腹部、大腿、臀部、乳房等处。萎缩纹初起时略高于皮面，以后逐渐变为平行排列的不规则条纹状或带子状皮肤凹陷。半年至2年后，大部分变为色泽与皮肤接近的浅色痕迹，长时间不消退。

❸ 断裂纹

疾病状态或大量使用糖皮质激素引起的皮肤纹理断裂萎缩。

❹ 肥胖纹

男女老少均可发生。多发生于短时间内体重增长较快的人群，好发部位为肩膀、颈部、手臂、腹部、臀部、大腿，表现为不规则的条纹。

四、滚针治疗

❶ 术前准备：包括术前评估、清洁皮肤、术前照相、外敷麻药及卸麻药、消毒皮肤。

❷ 选取合适滚针、调配药液：选取1.0～2.0mm大小滚针。将所需药物按无菌原则调配好。

❸ 滚针治疗：将调配好的药液均匀涂抹在治疗区，然后用滚轮微针在皮损区域边滚边涂抹药液，行"井"字滚刺，一般重复3～5次，以治疗后皮肤潮红无明显渗血为宜（图3-11-2）。为了加强治疗效果，可先用小针刀或注射针头行皮下穿刺剥离，用1ml注射器抽取药液于局部纹路处注射药物，剩余药液再行滚针强刺激。

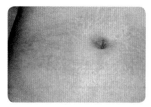

图3-11-2　妊娠纹治疗
终点反应

❹ 治疗后外敷冷藏的医用无菌面膜30分钟。

五、按语

膨胀纹患者没有任何临床不适，但严重破坏了审美需求，尤其是女性，因而被广泛关注，滚轮微针也是公认的安全有效治疗膨胀纹的方法。其含有的药剂主要含有生长因子类成分。滚轮微针治疗膨胀纹通过微针的人为创伤，启动皮肤组织自身的修复再生功能，促进胶原纤维、弹性纤维增生，逐渐抚平膨胀纹。同时，滚轮微针经皮给药，充分发挥了细胞生长因子等药物的作用，刺激新生胶原填充局部。

六、注意事项

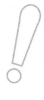

- 滚针治疗间隔1个月。

- 联合治疗效果更佳。初期紫红或红色膨胀纹和联合染料激光治疗，后期白色条纹或伴有局部皮肤松弛者可联合点阵激光、帕罗玛等治疗，伴有色素沉着可联合Q开关1064nm激光或淡化色素的微针治疗。

第十二节　白癜风

一、定义

白驳风为形态各异的限局性或泛发性色素脱失性皮肤病。古代文献又称之为"白癜""白驳""斑白""斑驳"等。本病相当于西医的白癜风。

二、病因病机

本病多因气血失和，脉络瘀阻所致。如情志内伤，肝气郁结，气机不畅，复感风邪，搏于肌肤而发；或素体肝肾虚弱，或亡精失血，伤及肝肾，致肝肾不足，外邪侵入，郁于肌肤而致；或跌打损伤，化学物品灼伤，络脉瘀阻，毛窍闭塞，肌肤腠理失养，酿成白斑。

三、诊断要点

① 本病可发生于任何年龄，以青年多见，男女性别发病基本相等。

② 大多分布局限，也可泛发，全身任何部位的皮肤、黏膜均可发生，但以面、颈、手背为多。

③ 皮损为大小不等、形态各异的局限性白色斑片，边缘清楚，周边皮肤较正常皮肤色素稍加深。

④ 一般无自觉症状。少数在发疹前或同时，以及在白斑增加或扩展时有轻微瘙痒。

⑤ 病程长短不一，完全自愈者较少，亦有愈后复发者。

四、滚针治疗

① 术前准备：包括术前评估、清洁皮肤、术前照相、外敷麻药及卸麻药、消毒皮肤。

② 选取合适滚针、调配药液：选取0.3～0.5mm大小滚针。将所需药物按无菌原则调配好。

③ 滚针治疗：将调配好的药液均匀涂抹在治疗区，然后用滚轮微针在皮损区域边滚边涂抹药液，以"井"字形顺序重复3次，以皮肤微红而无明显渗血为宜。

❹ 治疗后外敷冷藏的医用无菌面膜30分钟。

五、按语

白癜风常无自觉症状，但暴露部位的皮损严重影响美观及患者的身心健康，目前发病机制不是很明确，推测与遗传、自身免疫、精神因素等相关。临床上外治常采用药物涂搽、火针、308nm准分子激光等治疗。滚轮微针疗法能在一定程度上增加药物的透皮吸收，同时激发局部细胞的功能活动，为稳定期白癜风的治疗提供一种方法。滚轮微针治疗白癜风采用的药物一般含维生素类如维生素B、免疫调节剂等。

六、注意事项

● 滚针治疗间隔半月到1个月。

● 白癜风稳定半年以上才可采用此方法。

● 进展期白癜风为禁忌证。

● 生殖器及周围、黏膜、眼睑、腋下、腹股沟等皮肤褶皱处一般不采用此方法。

● 泛发性白癜风治疗效果差，一般不选此方法。

第十三节　男性雄激素源性脱发

一、定义

男性雄激素源性脱发是一种雄激素依赖性的遗传性毛发脱落疾病。主要为男性在青春期后，头额、颞、顶部进展缓慢的秃发，临床上患者往往伴有头部皮脂溢出较多、头皮屑多、瘙痒等症状。本病归属于中医学"发蛀脱发""面游风""白屑风"等疾病的范畴。西医又称之为早秃、男性型秃发、雄性秃发等。

二、病因病机

本病主因素体阳热之体，血热风燥，耗伤阴血，精血不能上潮巅顶；或因饮食不节，中焦蕴热，脾胃湿热上蒸，侵蚀发根，致使腐蚀而脱落。

三、诊断要点

❶ 在皮脂溢出的基础上发生秃发。

❷ 以男性为主，常从前额两侧开始，逐渐向头顶延伸，头发渐变得稀少纤细，柔软无力，失去光泽。前发线从两侧后退，形成俗称的"高额"。也有部分患者从头顶开始秃发。

③ 脱发区头皮光亮如镜，或呈一片均匀、稀疏、细软的头发。常伴脱屑，除微痒外无其他自觉症状。

④ 病程缓慢，进度、范围、程度常因人而异，时好时坏，可持续多年不变，亦可短短数年达到老年脱发的程度，多为永久性脱发。

⑤ 有家族遗传史。

四、滚针治疗

① 术前准备：包括术前评估、清洁头发、术前照相、外敷麻药及卸麻药、消毒局部头皮。

② 选取合适滚针、调配药液：选取1.5～2.0mm大小滚针。将所需药物按无菌原则调配好。

③ 滚针治疗：将调配好的药液均匀涂抹在治疗区，然后用滚轮微针在皮损区域边滚边涂抹药液，以"井"字形顺序重复3～5次，以皮肤潮红伴点状渗血为宜。

④ 治疗后红光照射30分钟。

五、按语

　　男性雄激素源性脱发确切的病因尚不清楚，发病率高，大有呈上升趋势，目前尚无理想治疗方法，发生在暴露部位，严重影响患者心理健康。头皮是人体最先衰老的皮肤，薄弱程度仅次于眼周和嘴唇。而毛囊和头发要依靠头皮提供养分和水分，如果头皮环境差，毛囊无法得以营养则会出现脱发现象。自古就有梅花针叩刺治疗脱发的记载，滚轮微针疗法在梅花针基础上发展而来，刺激局部皮肤，起到改善局部微环境，加速血液代谢的目的，同时微针滚刺能产生大量微细孔道，促进药物的吸收。滚轮微针疗法所选药剂一般为各类生长因子，促进毛发生长，给毛囊和透皮提供水分和养分。

六、注意事项

- 滚针治疗间隔1个月。
- 术后3天不洗头。
- 心情放松，作息规律。
- 可口服治疗脱发的药物，起到协同治疗效果。

第十四节　面部静态皱纹

一、定义

皮肤皱纹是在真皮胶原纤维、弹力纤维、基质的形态结构发生退行性变化和皮下脂肪减少及皮肤水分缺失的基础上，肢体关节的运动和局部皮下肌肉长期反复牵拉所形成的表现在皮肤上的褶皱线条。面部静态皱纹是人在不做任何面部表情时出现的额纹、眉间纹、鼻唇沟纹等皱纹的总称，常由动态皱纹演变而来。

二、影响因素

中医学认为，人体衰老产生皱纹的因素为先天禀赋不足，后天肝、脾、肾等脏腑功能失调。

西医认为影响皱纹的因素很多，主要为年龄和日晒；其次包括疾病、吸烟、晚睡、皮肤干燥、营养状况、内分泌因素等。

三、产生机制

① 皮肤水合能力下降，不能滋润皮肤而产生皱纹。

② 真皮成纤维细胞数量减少，胶原类型比例倒置，胶原纤维和弹性纤维排列紊乱。

③ 皮下脂肪细胞容量减少，脂肪组织逐渐萎缩，皮肤松弛，形成皱襞。

④ 表情肌收缩，带动皮肤一起皱缩，产生皱纹。

四、滚针治疗

① 术前准备：包括术前评估、清洁皮肤、术前照相、外敷麻药及卸麻药、消毒局部皮肤。

② 选取合适滚针、调配药液：选取1.0～1.5mm大小滚针。将所

需药物按无菌原则调配好。

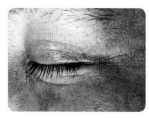

图3-14-1 鱼尾纹终点反应

❸ 滚针治疗：将调配好的药液均匀涂抹在治疗区，然后用滚轮微针在皮损区域边滚边涂抹药液，面部参照"黄褐斑"治疗顺序，一般重复5次以上，以皮肤潮红伴点状渗血为宜（图3-14-1）。为了加强治疗效果，可先用1ml注射器抽取药液于深皱纹行皮下松解剥离术，并将药液线性注射至表面起线状皮丘，剩余药液再行滚针治疗。

❹ 治疗后外敷冷藏的医用无菌面膜30分钟。

五、按语

面部静态皱纹往往是衰老的极端表现，多由动态皱纹演变而来。衰老是不可抗拒的，平时注意皮肤护理，规律作息，保持心情愉悦，适度锻炼可在一定程度上减缓静态皱纹的进程，而通过一定的医学刺激能大大减轻衰老现象。对于面部静态皱纹的治疗，可先采用A型肉毒毒素注射疗法抑制动态皱纹，再行滚轮微针疗法治疗。滚轮微针疗法操作简便，通过滚针对皮肤的刺激，能打破旧有的胶原链，刺激新生胶原产生，改善皱纹。治疗过程中配以生长因子类有效成分，为皮肤组织提供营养，减缓肌肤衰老。微针治疗过程中，能有效改善皮肤微循环，加强皮肤代谢，调节皮脂腺分泌，在治疗皱纹的同时还能使皮肤光滑富有弹性。

六、注意事项

● 滚针治疗间隔1个月。

● 术后使用医学修复产品5~7天。

● 不同部位的皱纹起效快慢不同，治疗需要疗程。

第十五节　肤色暗黄

一、定义

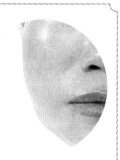

肤色暗黄，即皮肤颜色呈现萎黄、晦暗、无光泽，这是皮肤老化的一个特征；也是皮肤亚健康的一种体现；某些疾病也表现出皮肤暗黄（本章讨论的要排除黄疸等疾病及药物引起）（图3-15-1）。

图3-15-1　肤色暗黄 ▶

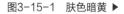

二、主要原因

中医学认为，肤色发黄与肝、脾、肾三脏的脏腑功能密切相关。西医认为导致皮肤暗黄的原因主要为黑色素和血红素含量两方面。

三、影响因素

影响皮肤暗黄的因素很多，本章讨论生理上的因素大致有年龄增长、皮肤干燥、紫外线损伤、摄入含胡萝卜素过多的食物、熬夜、吸烟、喝酒等不良生活习惯等。

四、滚针治疗

❶ 术前准备：包括术前评估、清洁皮肤、术前照相、外敷麻药及卸麻药、消毒局部皮肤。

❷ 选取合适滚针、调配药液：选取0.5~1.0mm大小滚针。将所需药物按无菌原则调配好。

❸ 滚针治疗：将调配好的药液均匀涂抹在治疗区，然后用滚轮微针在皮损区域边滚边涂抹药液，面部参照"黄褐斑"治疗顺序，一般重复3~5次，以皮肤潮红而无明显渗血为宜（图3-15-2）。

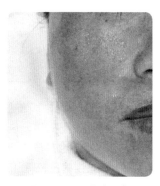

图3-15-2　终点反应

❹ 治疗后外敷冷藏的医用无菌面膜30分钟。

五、按语

拥有光洁白皙的皮肤是大多数亚洲女性的梦想，生理状态下的皮肤暗黄，患者虽自觉症状，但往往传达出衰老、没有活力的信息，临床上较多女性因此而苦恼。滚轮微针疗法一般同步使用美白亮肤类药物，例如谷胱甘肽、维生素C、氨甲环酸等。在治疗肤色暗黄上有很强的优势。首先经皮给药，充分发挥药物的美白功效；其次微创刺激能启动皮肤的再生功能，加快色素代谢，刺激胶原新生，令肌肤白皙、光滑；最后，滚针操作简单易行。

六、注意事项

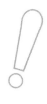

● 滚针治疗间隔1个月。

● 术后保湿、防晒。

● 规律作息，避免过度摄入胡萝卜素含量高的蔬菜、水果。

● 客观评价预期效果，自身前后比较，不和他人作比较。